实用临床护理专科知识问答

——骨科

东南大学出版社

南　京

图书在版编目(CIP)数据

实用临床护理专科知识问答. 骨科 / 王洁主编. —
南京：东南大学出版社，2018.6

ISBN 978 - 7 - 5641 - 7749 - 2

Ⅰ.①实… Ⅱ.①王… Ⅲ.①骨科学–护理学–问题
解答 Ⅳ.①R47 - 44

中国版本图书馆 CIP 数据核字(2018)第 097852 号

实用临床护理专科知识问答——骨科

出 版 人	江建中	
责任编辑	张 慧	
出版发行	东南大学出版社	
	(江苏省南京市四牌楼 2 号东南大学校内　邮政编码 210096)	
网　　址	http://www.seupress.com	
印　　刷	南京京新印刷有限公司	
开　　本	710mm×1000mm　1/16	
印　　张	12	
字　　数	183 千字	
版 印 次	2018 年 7 月第 1 版　2018 年 7 月第 1 次印刷	
印　　数	1～5000	
书　　号	ISBN 978 - 7 - 5641 - 7749 - 2	
定　　价	30.00 元	

(* 东大版图书若有印装质量问题，请直接与营销部联系，电话:025 - 83791830。)

编委会名单

总 策 划　霍孝蓉

主　　编　王　洁

副 主 编　蒋莹卿　朱红霞　魏　蓉

编　　者　（按姓氏笔画排序）

王　洁（苏州大学附属第一医院）

华　皎（无锡市第三人民医院）

朱红霞（苏州大学附属第一医院）

李　薇（徐州市一院）

陈正香（南京市鼓楼医院）

邹叶芳（苏州大学附属第一医院）

居红飞（无锡市人民医院）

高　卉（苏州大学附属第一医院）

高珞珞（泰兴市人民医院）

夏　冰（南京市第一医院）

真启云（镇江市第一人民医院）

崔玉洁（徐州医学院附属医院）

蒋莹卿（苏州大学附属第一医院）

程　敏（苏州大学附属第一医院）

霍孝蓉（江苏省护理学会）

戴正香（江苏省中医院）

魏　蓉（南通大学附属医院）

前　　言

随着骨科医学的快速发展以及护理改革的推进,丰富与发展骨科专业护理理论与实践技能,提高临床护士的综合能力尤为重要。发展专科护理是《护理事业发展十三五规划纲要(2016—2020年)》的一项重要内容,其中明确提出——发展专科护士队伍,提高专科护理水平为主要任务。而为患者提供专业的优质护理服务,是护理质量和患者生活质量的保障,是护理人员的首要责任和义务。

本书与临床骨科护理工作结合紧密,不仅与护士临床考核内容有效衔接,更将近些年骨科护理关注的重点方向——血栓防治、快速康复、抗骨质疏松等相关指南、规范、专家共识及前沿知识要点以及专科功能评估量表融入其中,使骨科临床护理更加专业化、有效化、精细化。

本书的编者均为骨科资深护理专家,通过填空题、单项选择题、多项选择题、简答题及案例分析题五大题型,将丰富的骨科护理知识融入其中,考察护理人员对患者病情的全面性及专科突出性,培养临床护理思维,提升临床护理问题的解决能力。全书内容新颖,可读性强,具有较高的实用价值。

霍孝蓉

2018年1月

目　　录

第一章　骨科概论

一、填空题

1. 骨的正常结构由 _____ 、 _____ 和 _____ 三种成分组成。

2. 胚胎自第 _____ 周以后,骨就开始形成,持续进行至 _____ 骨发育成熟为止。

3. 骨组织内的细胞形态可分为三种类型,即 _____ 、 _____ 和 _____ 。其中, _____ 是骨组织中的主要细胞。

4. 关节软骨的主要功能是 _____ 和 _____ 。

5. 大骨节病主要病变在 _____ 和 _____ 。

6. 脊柱从侧面观有 _____ 个生理曲度。 _____ 和 _____ 凸向前方, _____ 和 _____ 凸向后方。

7. 不动关节的连接方式包括 _____ 、 _____ 和 _____ 。

8. 脊髓的组织主要由 _____ 和 _____ 组成。

9. 神经元根据功能可分为 _____ 、 _____ 和 _____ 。

10. 脊髓损伤致下肢截瘫,当脊髓休克期过后,下肢肌张力增高,原因是 _____ 。

11. 肘关节的活动包括 _____ 和 _____ 。

12. 肩关节的稳定性主要依靠 _____ 、 _____ 和 _____ 。

13. 膝关节前交叉韧带起于 _____ ,止于 _____ 。当屈膝时, _____ 紧张;伸膝时, _____ 紧张。

14. 踝关节由 _____ 、 _____ 和 _____ 组成。

15. 踝关节主要功能为 _____ ,是 _____ 关节,可以做 _____ 和 _____ 。

16. 肢体量诊时,将肢体放在 _____ 位置,以 _____ 为基点进行测量。

17. 正常颈椎活动范围前屈为 _____ ,后伸为 _____ ,侧屈为 _____ ,旋转为 _____ 。

18. 肘关节正常屈曲活动范围为 _____ ,伸直 _____ ,内旋_____,外旋_____。

19. 肌张力指_____。肌张力减低,被动运动时,表现为_____。

20. 深反射指刺激_____、_____、_____和_____而引起的反射。

21. 骨科疾病动脉栓塞的适应证主要是_____、_____和_____。

22. 破骨细胞的形成和活性受体内_____和_____水平的影响和制约。

23. 在人体整个骨骼系统中,密质骨约占全部骨骼的_____,松质骨约占_____。

24. 正常情况下,进入皮质骨的血流方向是_____,即_____。

25. 人体活动对骨骼产生的力可分为_____、_____和_____。

26. 通过脊髓内锥体束传导,在上肢或下肢的肌肉接收肌肉活动电位者称为_____。

27. 从骨科临床治疗的角度出发,步态分析主要用于_____和_____。

28. 双侧先天性髋关节脱位患儿,由于_____,其步态表现为_____。

29. 动关节的连接方式包括_____和_____。

30. 颈脊髓损伤类型中,以_____最为多见。

31. 依据软骨组织中所含纤维成分的不同,可将软骨分为_____、_____和_____。

32. 软骨的生长方式有_____和_____。

33. 关节软骨的营养物质大部分来自_____。

34. 支配关节的神经纤维按性质可分为_____、_____和_____。

35. 根据骨间连接组织的不同和关节活动的差异,可将关节分为_____和_____。

36. _____是区别挤压综合征与其他原因引起急性肾衰竭的根据。

37. _____是脊柱活动度最大的部分。

38. 关节外韧带的愈合过程可分为_____、_____、_____和_____。

39. 神经元与神经元之间,或神经元与效应细胞之间传递信息的部位称为_____。

40. 神经纤维的再生一般发生在损伤后_____。

41. 疼痛的实际部位和表现部位有一定距离,称为_____。

42. 神经引起有效刺激的特征包括_____、_____和_____。

43. 对判断臂丛神经后根损伤具有重要诊断价值的检查是_____。

44. 确诊格林-巴利综合征近端运动纤维病变的检查是_____。

二、单项选择题

1. 在运动系统检查方法中,下列选项中最重要的是: （ ）
   A. 图像诊断学检查　　　　　　　　　B. 物理检查
   C. 关节镜　　　　　　　　　　　　　D. 实验室
   E. 病理学检查

2. 关于骨筋膜室综合征,下列选项中错误的是: （ ）
   A. 骨筋膜室综合征是四肢筋膜室内肌肉和神经严重缺血所致
   B. 局部剧烈疼痛为紧急信号,应及早明确诊断并做恰当处理
   C. 组织压测定为诊断依据
   D. 肢体远端搏动常消失
   E. 不应抬高患肢,需立即切开深筋膜,解除室内高压

3. 骨科患者功能锻炼目的不包括: （ ）
   A. 预防呼吸循环系统并发症　　　　　B. 预防肌肉萎缩
   C. 预防骨折畸形愈合　　　　　　　　D. 预防关节僵硬
   E. 预防骨质疏松

4. 在起动时需要帮助的是: （ ）
   A. 主动运动　　　　　　　　　　　　B. 患肢骨折的远近关节运动
   C. 助力运动　　　　　　　　　　　　D. 被动运动
   E. 手法治疗

5. 瘫痪严重的患者适用于: （ ）
   A. 被动运动　　　　　　　　　　　　B. 患肢骨折的远近关节运动
   C. 主动运动　　　　　　　　　　　　D. 助力运动
   E. 手法治疗

6. 下列关于维生素 D 在骨生长发育中的作用叙述,错误的是: （ ）
   A. 促进钙的吸收
   B. 促进磷的吸收
   C. 提高血钙、血磷水平

    D. 维生素 D 缺乏, 儿童易患骨软化症

    E. 有利于类骨质矿化

7. 正常关节软骨含量最丰富的成分是：   （   ）

    A. 水分   B. 淋巴管

    C. 胶原   D. 蛋白多糖

    E. 血管

8. 不属于弹性软骨分布的是：   （   ）

    A. 耳郭   B. 椎间盘

    C. 外耳道   D. 会厌

    E. 咽鼓管

9. 病理性骨折最常见的原因是：   （   ）

    A. 骨质疏松   B. 骨的原发性肿瘤

    C. 甲状腺功能亢进   D. 先天性成骨不全

    E. 关节炎晚期

10. 炎症反应指标中恒定不变、显示有炎症存在的指标是：   （   ）

    A. C 反应蛋白   B. 白细胞计数

    C. 血沉   D. 降钙素原

    E. 粒细胞计数

三、多项选择题

1. 与骨的代谢相关的因素有：   （   ）

    A. 钙   B. 维生素 D

    C. 镁   D. 磷

    E. 甲状旁腺激素

2. 腰椎后路手术, 常用的手术切口有：   （   ）

    A. 正中直线切口   B. 经腹直肌切口

    C. 纵向弧形切口   D. L 形切口

    E. 横向弧形切口

3. 托马斯征阳性常见于以下哪些疾病：   （   ）

    A. 腰椎结核   B. 髋关节增生性关节炎

    C. 腰大肌脓肿   D. 髋关节结核

    E. 髋关节骨性强直

4. 影响步态的因素有：   （   ）

    A. 骨盆旋转   B. 骨盆倾斜

    C. 膝关节运动   D. 骨盆侧方运动

E. 足踝运动

5. 下列选项中属于损伤性骨化的特点的有：　　　　　　　　　　（　　）

　　A. 不影响关节活动功能　　　　　　　B. 最常发生在肘关节

　　C. 关节附近的软组织广泛骨化　　　　D. 骨膜下血肿处理不当

　　E. 反复暴力复位是医源性因素

6. 当末梢血液循环障碍时可出现的症状及体征包括：　　　　　　（　　）

　　A. 骨折远端肢体发凉、发绀　　　　　B. 脉搏减弱或消失

　　C. 毛细血管充盈现象缓慢或消失　　　D. 运动失调

　　E. 患肢肿胀

7. 下列属于原始骨痂形成期范围的有：　　　　　　　　　　　　（　　）

　　A. 内骨痂　　　　　　　　　　　　　B. 外骨痂

　　C. 环状骨痂　　　　　　　　　　　　D. 髓腔内骨痂

　　E. 应力轴线以外的骨痂逐渐被清除

8. 下列选项中,达到功能复位的标准有：　　　　　　　　　　　（　　）

　　A. 短缩移位在成人下肢骨折不超过 1 cm

　　B. 短缩移位在儿童下肢骨折不超过 2 cm

　　C. 股骨干横行骨折断端对位 1/3

　　D. 股骨髁间骨折断端对位 3/4

　　E. 胫骨骨折向前轻微成角移位

9. 关于止血带的应用,叙述正确的有：　　　　　　　　　　　　（　　）

　　A. 由肢体末端开始驱血　　　　　　　B. 减少出血

　　C. 便于操作　　　　　　　　　　　　D. 缩短麻醉时间

　　E. 手术视野清晰

10. 下列预防手术后感染的措施,正确的有：　　　　　　　　　　（　　）

　　A. 改善机体营养状况　　　　　　　　B. 术前治愈感染灶

　　C. 缩短手术时间　　　　　　　　　　D. 无张力缝合

　　E. 彻底引流

11. 麻醉手术期间体温下降的后果有：　　　　　　　　　　　　　（　　）

　　A. 苏醒延迟　　　　　　　　　　　　B. 降低药物的代谢

　　C. 抑制免疫功能　　　　　　　　　　D. 出血时间延长

　　E. 增加机体耗氧量

12. 骨改建过程按程序分为：　　　　　　　　　　　　　　　　　（　　）

　　A. 静止期　　　　　　　　　　　　　B. 激活期

　　C. 吸收期　　　　　　　　　　　　　D. 逆转期

　　E. 成骨期

13. 影响骨生长发育的因素包括： （　　）

    A. 遗传因素　　　　　　　　　　　B. 激素

    C. 环境　　　　　　　　　　　　　D. 生物活性物质

    E. 各种维生素

14. 下列关于维生素 A 在骨生长发育中的作用，叙述正确的有： （　　）

    A. 影响骨的生长速度

    B. 协调成骨细胞和破骨细胞的活动能力

    C. 维生素 A 过多，骨吸收过度

    D. 维生素 A 过多，成骨细胞活跃

    E. 维生素 A 过多，可引起骨的畸形发育

15. 关于降钙素的作用包括： （　　）

    A. 抑制骨盐溶解　　　　　　　　　B. 血钙含量增加

    C. 刺激成骨细胞分泌类骨质　　　　D. 血钙入骨依靠降钙素的刺激

    E. 骨钙入血依靠降钙素的刺激

16. 引起骨坏死的病因及发病机制，正确的有： （　　）

    A. 血管机械性破裂　　　　　　　　B. 静脉回流血管闭塞

    C. 动脉血管闭塞　　　　　　　　　D. 动脉壁损伤

    E. 动脉壁受压

17. 石骨症的 X 线表现有： （　　）

    A. 骨密度增高　　　　　　　　　　B. 广泛性骨硬化

    C. 骨小梁影像消失　　　　　　　　D. 正常结构消失

    E. 皮髓质分界清晰

18. 软骨发育不良症的临床特点有： （　　）

    A. 巨颅　　　　　　　　　　　　　B. 颅缝晚闭

    C. 四肢短小　　　　　　　　　　　D. 长骨畸形

    E. 鼻梁下陷

19. 永久性软骨在人体分布于： （　　）

    A. 外耳　　　　　　　　　　　　　B. 呼吸道

    C. 胸廓　　　　　　　　　　　　　D. 椎间盘

    E. 关节

20. 组成软骨的蛋白多糖的主要的类型有： （　　）

    A. 透明质酸　　　　　　　　　　　B. 硫酸软骨素

    C. 连接蛋白　　　　　　　　　　　D. 硫酸角质素

    E. 硫酸皮肤素

21. 属于关节辅助结构的有： （　　）

A. 肌腱　　　　　　　　　　　　　　B. 韧带

C. 关节盘　　　　　　　　　　　　　D. 关节囊

E. 半月板

22. 关节损伤时,滑膜的生物学反应包括:　　　　　　　　　　　　（　　）

A. 滑膜分泌量增加　　　　　　　　　B. 炎性细胞增多

C. 滑膜充血　　　　　　　　　　　　D. 血管通透性增加

E. 关节液糖含量增加

23. 关于关节辅助结构作用描述,正确的有:　　　　　　　　　　　（　　）

A. 维护关节面的相互适应　　　　　　B. 加强关节活动性

C. 加强关节稳固性　　　　　　　　　D. 确保关节正常功能

E. 加强关节面相互适应

24. 骨形成的标志物检查包括:　　　　　　　　　　　　　　　　　（　　）

A. Ⅰ型前胶原羧基端前肽　　　　　　B. Ⅰ型前胶原氨基端前肽

C. 骨钙素　　　　　　　　　　　　　D. 细胞系信使核糖核酸

E. 骨型碱性磷酸酶

25. 与骨代谢相关的指标有:　　　　　　　　　　　　　　　　　　（　　）

A. 血、尿钙　　　　　　　　　　　　B. 血、尿磷

C. 甲状旁腺素　　　　　　　　　　　D. 1,25-双羟维生素 D

E. 类胰岛素生长因子

26. 关于脊柱结核的 X 线表现,正确的有:　　　　　　　　　　　（　　）

A. 椎体骨质破坏　　　　　　　　　　B. 椎间隙变窄

C. 椎旁冷性脓肿　　　　　　　　　　D. 椎间隙消失

E. 脊柱畸形

27. 神经传导的基本原理有:　　　　　　　　　　　　　　　　　　（　　）

A. 兴奋性　　　　　　　　　　　　　B. 传导性

C. 运动神经纤维呈离心性传导　　　　D. 感觉神经纤维呈向心性传导

E. 神经不能双向传导

28. 影响神经传导速度的因素有:　　　　　　　　　　　　　　　　（　　）

A. 温度

B. 婴幼儿、老年人神经传导速度慢

C. 神经近端较远端传导速度慢

D. 神经纤维粗则传导快

E. 脱髓鞘神经传导受阻

29. 临床测定运动神经传导刺激及记录部位有:　　　　　　　　　（　　）

A. 正中神经　　　　　　　　　　　　B. 尺神经

C. 股神经　　　　　　　　　　　D. 胫神经

E. 腓总神经

30. 下列属于浅表知觉检查的有：　　　　　　　　（　　）

A. 触觉　　　　　　　　　　　　B. 震动觉

C. 痛觉　　　　　　　　　　　　D. 错感觉

E. 温度觉

四、简答题

1. 简述骨骼的骨化分期。
2. 简述甲状旁腺激素在骨代谢中的生物效应。
3. 何谓术后认知功能障碍？
4. 简述创伤后机体代谢反应。
5. 简述肌电图临床应用。

参 考 答 案

一、填空题

1. 细胞　纤维　基质　2. 7　青春期　3. 骨细胞　成骨细胞（骨母细胞）破骨细胞　骨细胞　4. 承受力学负荷　润滑作用　5. 长骨骺板　关节软骨　6. 4　颈曲　腰曲　胸曲　骶曲　7. 纤维性连接　软骨性连接　骨性连接　8. 神经元　神经胶质细胞　9. 感觉神经元　中间神经元　运动神经元　10. 锥体外系失去大脑控制　11. 肘屈伸　轴向旋转　12. 关节内负压　周围关节囊韧带　肩部肌肉　13. 股骨切迹的后方　胫骨的内髁间　前内侧部　后外侧部　14. 胫骨下端　腓骨下端　距骨滑车　15. 负重　屈戌　背伸　跖屈　16. 对称　骨性标志　17. 80°～90°　70°　20°～45°　70°～90°　18. 0°～135°　0°　20°～30°　30°～40°　19. 静息状态下肌肉紧张度　关节过伸　20. 肌肉　肌腱　骨膜　本体感受器　21. 动脉破裂出血　富血供肿瘤术前准备　肿瘤姑息性栓塞治疗　22. 甲状旁腺激素　降钙素　23. 75%　25%　24. 离心性的　从骨髓至骨膜　25. 骨的外力　肌肉收缩和韧带张力引起的内力　骨之间的内反应力　26. 运动诱发电位　27. 诊断评价　指导治疗　28. 双侧臀中肌失效　双侧摇摆步态（鸭步）　29. 滑膜连接　联合关节　30. 中央脊髓损伤　31. 透明软骨　纤维软骨　弹性软骨　32. 间质性生长（软骨内生长）　附加性生长（软骨膜下生长）　33. 滑液　34. 躯体感觉纤维　本

体感觉纤维　自主神经纤维　**35.** 动关节　不动关节　**36.** 肌红蛋白尿　**37.** 颈椎　**38.** 炎症期　基质和细胞增生期　改建期　成熟期　**39.** 突触　**40.** 第2～3周　**41.** 关联痛　**42.** 刺激强度　刺激电流时限　刺激电流频率　**43.** 体感诱发电位　**44.** 运动诱发电位

二、单项选择题

1. B　**2.** C　**3.** C　**4.** C　**5.** A　**6.** D　**7.** A　**8.** B　**9.** B　**10.** A

三、多项选择题

1. ABCDE　**2.** ACDE　**3.** ABCDE　**4.** ABCDE　**5.** BCDE　**6.** ABCE

7. ABCD　**8.** ABCDE　**9.** ABCDE　**10.** ABCDE　**11.** ABCDE

12. ABCDE　**13.** ABCDE　**14.** ABCE　**15.** ACD　**16.** ABCDE

17. ABCD　**18.** ACDE　**19.** ABCDE　**20.** BDE　**21.** ABCE　**22.** ABCD

23. ABCDE　**24.** ABCDE　**25.** ABCDE　**26.** ABCDE　**27.** ABCD

28. ABDE　**29.** ABCDE　**30.** ACDE

四、简答题

1. ① 胚胎早期；② 透明软骨期；③ 钙化软骨形成期；④ 膜内骨化期；⑤ 骨松质和骨髓生成期；⑥ 骨骺形成期；⑦ 骨骺板骨性结合期。

2. ① 升高血钙浓度；② 降低血磷浓度；③ 降低肾小管对磷的再吸收,增加尿中磷的排泄量；④ 增加肾小管对钙的再吸收,降低钙经尿丢失；⑤ 增加骨的改建和骨的吸收率；⑥ 增加骨溶解和骨表面的破骨细胞数目；⑦ 增加尿中羟基脯氨酸的排泄；⑧ 激活靶细胞内腺嘌呤环化酶；⑨ 加速维生素 D 的形成。

3. 手术后出现的精神活动、人格、社交活动以及认知能力的变化,统称为术后认知功能障碍。老年病人常见,主要表现为记忆力、注意力、语言理解能力等的损害和社交能力的降低,可在术后数天到数周发生,可能持续长久。

4. ① 蛋白质分解代谢增加,尿氮排出量增加,出现负氮平衡；② 糖异生增强,出现高血糖症,尿糖随之升高；③ 脂肪分解代谢增加,是创伤后能量的主要来源；④ 水分丢失增加,抗利尿激素释放抑制水的排出；⑤ 钙、磷经尿排出,骨骼脱钙,血钙含量正常或偏高,血钠降低,血钾升高,维生素 C、维生素 B_1 和烟酸排出量减少。

5. ① 确立有无周围神经损伤；② 区别神经源性与肌源性受损；③ 判断神经损伤程度及损伤部位；④ 观察神经再生及恢复；⑤ 术前筛选动力肌,术后观察移位肌功能。

第二章 四肢骨折

一、填空题

1. 锁骨骨折患者局部固定后,指导患者保持挺胸提肩姿势,坚持手、腕、肘的各种活动,叮嘱患者练习肩关节_____、_____,如挺胸、双手叉腰动作,禁忌做_____、_____动作。

2. 肱骨髁上骨折,根据暴力类型和骨折移位方向可分为:_____和_____。

3. 尺骨上 1/3 骨干骨折可合并桡骨小头脱位,称为_____。

4. Colles 骨折,远端向桡侧、背侧移位,形成_____或_____畸形。

5. 胫腓骨骨折好发于_____交界处,骨的断面由三棱形转为四角形,是胫腓骨骨折的好发部位。

6. 胫骨上端骨折时容易损伤_____神经,其表现为_____、_____、_____。

7. 跟骨骨折手术的并发症有:_____、_____、_____、_____。

8. 骨盆是由两侧髋骨和_____组成,前方是由_____连接,后方是由_____连接。

9. 骨盆骨折最严重的并发症是_____,出血量可达_____ml。

10. 不影响骨盆环完整的骨折,可取仰卧位和侧卧位交替,侧卧时健侧在下,禁_____,伤后 1 周可取_____。

11. 骨折的处理原则是_____、_____、_____。

12. 骨折晚期造成关节僵硬、肌肉萎缩的主要原因是_____。

13. 疲劳骨折最易发生的部位是_____。

14. 骨折愈合需要的三个先决条件是_____、_____、_____。

15. 引起骨折移位最根本而持续存在的原因是_____。

16. 开放性骨折防止感染的首要措施是_____。

17. 骨筋膜室综合征的"5P"征是指_____、_____、_____、_____。

18. 缺血性肌挛缩典型的畸形是＿＿＿＿＿＿＿＿＿。

19. 肱骨干中下 1/3 段骨折易发生＿＿＿＿＿＿＿＿＿＿。

20. 评估肱骨髁上骨折损伤动脉的主要依据是＿＿＿＿＿＿＿＿＿＿＿＿＿＿＿＿＿＿＿＿＿。

21. 关节脱位的专有体征是＿＿＿＿＿＿＿＿、＿＿＿＿＿＿＿＿、＿＿＿＿＿＿＿＿。

22. Colles 骨折多由于跌倒时腕关节＿＿＿＿＿＿＿＿，＿＿＿＿＿＿＿＿着地受伤
引起。

23. ＿＿＿＿＿＿＿＿＿＿＿是导致股骨头坏死的主要原因。

24. 股骨颈骨折根据骨折线部位不同可分为＿＿＿＿＿＿＿＿、＿＿＿＿＿＿＿＿、
＿＿＿＿＿＿＿＿。

25. 股骨干上 1/3 段骨折,骨折近端的移位为＿＿＿＿＿＿＿＿、＿＿＿＿＿＿＿＿、
＿＿＿＿＿＿＿＿。

26. 股骨干下段骨折因解剖位置邻近＿＿＿＿＿＿＿＿,易引起＿＿＿＿＿＿＿＿。

27. 骨折早期功能锻炼以＿＿＿＿＿＿＿＿＿＿为主,中期以＿＿＿＿＿＿＿＿＿为
主,后期可进行＿＿＿＿＿＿＿＿＿＿,包括＿＿＿＿＿＿＿＿＿＿。

28. 骨折急救的原则是＿＿＿＿＿＿＿＿、＿＿＿＿＿＿＿＿、
和＿＿＿＿＿＿＿＿。

29. 肱骨外科颈骨折根据骨折远端移位情况,老年人常见的骨折类型为＿＿＿＿
＿＿＿＿,青少年常见的骨折类型为＿＿＿＿＿＿＿＿。

30. 孟氏骨折是指＿＿＿＿＿＿＿＿＿＿＿合并＿＿＿＿＿＿＿＿＿＿。

二、单项选择题

1. 锁骨骨折好发于哪个部位?　　　　　　　　　　　　　　( )
　　A. 外侧 1/3　　　　　　　　　　B. 内侧 1/3
　　C. 中外 1/3　　　　　　　　　　D. 内侧 1/2
　　E. 外侧 1/2

2. 跌倒时手掌撑地,不可能造成的损伤有:　　　　　　　　( )
　　A. 肱骨髁上骨折　　　　　　　　B. 肩关节前脱位
　　C. 肘关节脱位　　　　　　　　　D. 伸直型桡骨远端骨折
　　E. 屈曲型桡骨远端骨折

3. Colles 骨折复位后,早期固定于:　　　　　　　　　　　( )
　　A. 腕中立位　　　　　　　　　　B. 腕屈桡偏位
　　C. 腕屈尺偏位　　　　　　　　　D. 腕伸偏位
　　E. 腕伸桡偏位

4. 某女童,7 岁,不慎跌倒时以手掌撑地,倒地后自觉右肘上部剧烈疼痛,大
哭,被立即送往医院。体检可见上臂成角畸形,轻度肿胀,肘后三角关系

正常,不敢用右手取物。该病人最可能出现: （　　）

    A. 肘关节脱位   B. 桡骨上端骨折

    C. 尺骨上端骨折   D. 肱骨髁上骨折

    E. 肘部软组织挫伤

5. 肱骨干中端骨折较常见的并发症是: （　　）

    A. 桡神经损伤   B. 肱动脉损伤

    C. 肱静脉损伤   D. 肌皮神经损伤

    E. 正中神经损伤

6. 某男性,33 岁,车祸造成左股骨干开放性骨折。接诊时首先应注意的并发症是: （　　）

    A. 神经损伤   B. 伤口感染

    C. 失血性休克   D. 损伤性骨化

    E. 缺血性骨坏死

7. 胫骨中下 1/3 处骨折,愈合较慢的原因是: （　　）

    A. 附近的主要血管损伤   B. 附近的周围神经损伤

    C. 远骨折段完全丧失血液供应   D. 两骨折段的血液供应均减弱

    E. 远骨折段血液供应减弱

8. 成人股骨颈血液供应的主要来源于: （　　）

    A. 股骨头圆韧带的小凹动脉   B. 旋股内、外侧动脉的分支

    C. 旋髂深动脉支   D. 股骨干的滋养动脉

    E. 旋股外侧动脉

9. 开放性胫骨骨折已超过 15 小时,最好: （　　）

    A. 采用手法复位,管型石膏固定

    B. 采用外固定支架固定

    C. 采用钢板内固定,伤口Ⅱ期愈合

    D. 采用Ⅴ型针内固定,伤口Ⅱ期缝合

    E. 清创后,伤口Ⅱ期缝合

10. 下列哪项不影响股骨颈骨折愈合: （　　）

    A. 年龄过大   B. 限制早期负重

    C. 复位不良   D. 骨折处剪力大,固定不确定

    E. 骨折段血供影响

11. 下列哪种征象最支持骨盆骨折的诊断: （　　）

    A. 下肢外旋、短缩   B. 骨盆分离挤压试验阳性

    C. 局部肿胀、皮下淤斑   D. 直腿抬高试验阳性

    E. 髋部屈曲,内收、内旋畸形

12. 骨盆骨折最危险的并发症是： （　　）

 A. 膀胱损伤   B. 腹膜后血肿

 C. 后尿道损伤   D. 骶丛神经损伤

 E. 直肠损伤

13. 髋关节脱位后,患肢不负重的时间是： （　　）

 A. 3 个月   B. 2 个月

 C. 1 个月   D. 半个月

 E. 1 周

14. 某女性,39 岁,步行中后仰跌倒,右手掌撑地伤后 1 小时,右肩痛,不敢活动。检查示右肩方肩畸形,最常见的合并损伤是： （　　）

 A. 关节盂骨折   B. 肱骨大结节撕脱骨折

 C. 腋神经损伤   D. 腋部动静脉损伤

 E. 肱骨干骨折

15. 髋关节后脱位常见的体征是： （　　）

 A. 屈髋,内收,外旋畸形   B. 屈髋,内收,内旋畸形

 C. 屈髋,外旋,外展畸形   D. 屈髋,外旋,内旋畸形

 E. 外旋,内旋畸形

16. 关于骨折早期功能锻炼,正确的是： （　　）

 A. 进行骨折部上下关节的活动   B. 进行伤肢肌肉的舒缩运动

 C. 完全不能活动   D. 伤肢完全不能活动

 E. 进行骨折部上、下关节的大幅度活动

17. 骨筋膜室综合征最主要的治疗措施是： （　　）

 A. 给予血管舒张药,消除血管痉挛

 B. 抬高患肢,以利消肿

 C. 被动按摩,以利消肿

 D. 做臂丛麻醉,解除血管痉挛

 E. 解除包扎固定物,经观察不见好转,切开筋膜减压

18. 外伤骨折临床常见的移位形式为： （　　）

 A. 缩短移位   B. 侧方移位

 C. 分离移位   D. 成角移位

 E. 混合型移位

19. 嵌插骨折最重要的体征是： （　　）

 A. 畸形   B. 骨擦感或骨擦音

 C. 局部肿胀和淤斑   D. 间接叩击痛

 E. 严重功能障碍

20. 骨折临床愈合后,骨痂的改造塑形取决于: （ ）
    A. 外固定的牢固性
    B. 肢体活动和负重所形成的应力
    C. 局部血液供应情况
    D. 骨痂的多少
    E. 是否很好的配合理疗、按摩及药物治疗

21. 下列各项均有早期手术复位的适应证,除外: （ ）
    A. 开放性骨折　　　　　　　　　　B. 压缩性骨折
    C. 脊柱骨折合并截瘫　　　　　　　D. 不稳定骨折
    E. 骨折并发大血管损伤

22. 关于骨筋膜室综合征,下列哪项错误的是: （ ）
    A. 骨筋膜室综合征是四肢筋膜室内肌肉和神经严重缺血所致
    B. 局部剧烈疼痛为紧急信号,应及早明确诊断并做恰当处理
    C. 组织压测定为诊断依据
    D. 肢体远端搏动常消失
    E. 不应抬高患肢,需立即切开深筋膜,解除室内高压

23. 骨折急救处理使用止血带,错误的是: （ ）
    A. 上臂扎在上 1/3
    B. 有伤口的距离伤口 3～5 cm
    C. 下肢扎在大腿中下 1/3 交界处
    D. 小腿不宜扎止血带
    E. 前臂不宜扎止血带

24. 按照骨折的程度和形态分类,属于不完全骨折的是: （ ）
    A. 斜行骨折　　　　　　　　　　　B. 嵌插骨折
    C. 凹陷骨折　　　　　　　　　　　D. 裂缝骨折
    E. 压缩骨折

25. 开放性骨折防止感染的首要措施是: （ ）
    A. 注射大量抗生素　　　　　　　　B. 迅速复位和内固定
    C. 及时彻底清创　　　　　　　　　D. 彻底清除碎骨片和异物
    E. 手法复位和外固定

26. Volkmann 缺血性挛缩的早期症状为: （ ）
    A. 远端肢体疼痛,皮肤温度升高,肿胀
    B. 远端肢体苍白,肿胀,淤血
    C. 肢体疼痛,活动受限,麻木
    D. 肢体疼痛,麻木,苍白,脉搏减弱或消失

E. 肢体疼痛,皮肤温度升高,活动受限,脉搏次数增加

27. 关于先天性马蹄内翻足畸形,下列错误的是: （　　）

    A. 足下垂 　　　　　　　　　　B. 前足外展

    C. 后足内收 　　　　　　　　　　D. 前足内翻

    E. 后足内翻

28. 关于骨折临床愈合的标准,下列哪项是错误的: （　　）

    A. 基本无压痛及纵向叩击痛

    B. 基本无反常活动

    C. X 线片示骨折线消失

    D. 伤肢已具有规定的初步功能

    E. 连续功能锻炼 2 周骨折处不变形

29. 胫骨中下 1/3 交接处最易发生骨折,其原因是: （　　）

    A. 肌肉较少 　　　　　　　　　　B. 血供较少

    C. 暴力易作用于此处 　　　　　　D. 形态变化

    E. 骨质疏松

30. 某男性,70 岁,右股骨粗隆间骨折,主要依据哪一项与股骨颈骨折相鉴别:

    （　　）

    A. 右髋前方压痛 　　　　　　　　B. Bryant 三角底边短缩

    C. 患肢短缩大于 2 cm 　　　　　　D. 患肢外旋近 90°

    E. 患肢轻度内收

三、多项选择题

1. 肱骨干骨折合并有桡神经损伤时,可出现的临床表现有: （　　）

    A. 垂腕 　　　　　　　　　　　　B. 手掌指关节不能伸直

    C. 拇指不能伸张 　　　　　　　　D. 手背、虎口感觉减退或消失

    E. 前臂有旋前畸形、不能旋后

2. 肱骨髁上骨折,哪些血管和神经容易被骨折端刺伤: （　　）

    A. 肱动脉

    B. 肱静脉

    C. 正中神经

    D. 有时也可伤及附近的桡神经和尺神经

    E. 桡动脉

3. 肱骨近端骨折包括以下哪些部位: （　　）

    A. 肱骨头 　　　　　　　　　　　B. 外科颈

    C. 大小结节 　　　　　　　　　　D. 肱骨干上端

E. 解剖颈

4. 关于尺骨鹰嘴骨折,以下说法正确的有: （ ）

A. 尺骨鹰嘴骨折后肘后三角关系破坏

B. 主要为肱三头肌腱猛烈收缩造成的撕脱骨折

C. 肘后三角关节正常

D. 可伴有尺神经损伤

E. 为肘关节内骨折

5. 因外伤造成右胫骨长斜形骨折伴腓骨头颈骨折,下列正确的有: （ ）

A. 为间接暴力所致   B. 一般局部软组织损伤较轻

C. 有可能合并腓总神经损伤   D. 属稳定性骨折

E. 容易并发胫神经损伤

6. 胫腓骨骨干骨折的治疗目的有: （ ）

A. 矫正成角畸形   B. 矫正旋转畸形

C. 恢复胫骨上下关节面平行关系   D. 恢复肢体长度

E. 保持原有外观

7. 选择保守治疗的股骨颈骨折的患者,康复锻炼的内容包括: （ ）

A. 指导患者进行股四头肌收缩锻炼

B. 踝泵运动,40～50 次/组,3 组/日

C. 去除牵引后全面锻炼膝关节和肌肉再下地行走

D. 下地后不能负重,需挂拐并注意保护以防跌倒

E. 适应下地行走后可逐渐负重行走

8. 踝关节骨折的护理措施有: （ ）

A. 将患肢置于高于心脏的支架或枕头上,促进回流

B. 石膏或夹板固定前,在骨隆突处加垫棉垫,防止发生压迫性溃疡

C. 发生张力性水疱时可用碘伏湿敷,每日 2 次

D. 术后观察患肢伤口渗血及足趾活动、感觉、皮温及血液循环情况

E. 早期督促患者进行功能锻炼

9. 关于踝关节骨折患者的康复训练,下列正确的有: （ ）

A. 早期应督促患者做膝关节、跖趾关节及趾间关节活动

B. 早期指导患者进行踝关节跖屈运动

C. 宣教功能锻炼的意义,争取患者积极配合

D. 6～8 周后去除外固定后,可逐步扶拐部分负重行走

E. 早期患肢制动

10. 骨盆骨折,预防低血容量性休克的措施有: （ ）

A. 密切观察患者的意识、脉搏、血压、尿量

B. 建立静脉通路,及时予输血、补液

C. 取半卧位,双腿下垂

D. 及时止血和处理骨盆内器官损伤

E. 及时通知医师,协助做好手术准备

11. 关于骨盆骨折行皮牵引正确的有: (   )

A. 重量 6~8 kg

B. 患肢外展 15°~30°,中立位

C. 定时检查牵引带的松紧,位置

D. 骨隆突处垫棉垫

E. 根据患者主诉更改增减牵引重量

12. 关于骨盆骨折下床期描述正确的有: (   )

A. 为术后第 8~10 周

B. 为术后第 10~12 周

C. X 线复查,若骨折线进一步模糊,可扶双拐行走

D. X 线复查,若骨折线清晰,可扶双拐行走

E. 遵循免负重—部分负重—全部负重循序渐进的原则

13. 典型先天性髋关节脱位的主要发病因素有: (   )

A. 髋臼发育不良   B. 股骨颈前倾角增大

C. 关节囊韧带松弛   D. 股骨头发育不良

E. 股骨颈短

14. 骨盆骨折导致血容量不足乃至休克,正确的处理方法有: (   )

A. 迅速低流量给氧   B. 快速补液输血

C. 保暖   D. 加用热水袋

E. 提高室温

15. 预防股骨粗隆骨折患者腓总神经受压的护理措施有: (   )

A. 检查局部皮肤有无受压   B. 观察有无足下垂症状

C. 抬高患肢   D. 穿丁字鞋

E. 保持患肢外展中立位位

16. 关于股骨头血液供应情况,下列各项正确的是: (   )

A. 部分来自圆韧带

B. 来自关节囊反折部的血运

C. 在小儿,小凹动脉在髋板不与其他血供交通

D. 来自小凹动脉的血供量随年龄增长而增加

E. 旋股内侧动脉为股骨头的主要血管

17. 创伤性关节脱位,复位成功的标志有: (   )

A. 关节被动活动恢复正常   B. 关节面对合正常

C. 关节面部分对合   D. X线示关节复位

E. 骨性标志恢复

18. 肘关节脱位,复位的标志是: (   )

A. 肘关节正常活动   B. 疼痛减轻

C. 肘后三角关系正常   D. 肘部可被动屈曲活动

E. 以上均是

19. 骨折愈合过程包括: (   )

A. 原始骨痂形成期   B. 血肿机化演进期

C. 骨痂改造塑形期   D. 临床愈合期

E. 纤维愈合期

20. 发生于下列何种情况下的骨折符合病理性骨折: (   )

A. 慢性积累外力作用   B. 老年人骨质疏松

C. 骨质疾病   D. 无明显外伤情况

E. 肌肉牵拉伤后

21. 以下哪些为胫骨平台的临床表现: (   )

A. 有外伤史

B. 膝关节疼痛肿胀,活动功能受限

C. 局部压痛不明显,无骨擦音

D. 浮髌试验阴性

E. 胫骨上部增宽,有膝外翻或内翻畸形

22. 导致胫腓骨骨折的直接暴力有: (   )

A. 压轧   B. 高处坠落

C. 滑倒   D. 骨折陈旧处

E. 踢足球踢伤

23. 骨盆骨折常见的并发症有: (   )

A. 腹膜后血肿   B. 膀胱损伤

C. 直肠损伤   D. 失血性休克

E. 神经损伤

24. 为保持有效牵引,牵引过程中应注意: (   )

A. 每日检查牵引弓

B. 牵引重锤应保持悬空

C. 牵引重量不可随意增减或移去

D. 保持对抗牵引力量

E. 牵引方向与肢体长轴应成一直线

25. 关节腔灌洗过程中,下列叙述正确的有: （　　）
    A. 保持引流通畅　　　　　　　　　　B. 观察引流液的性状
    C. 为防止血块堵塞,定时挤压　　　　D. 灌洗液中可加入庆大霉素
    E. 3 次细菌培养阴性即拔除引流管

26. 关于石膏固定,下列叙述正确的有: （　　）
    A. 泡石膏的水温为 35～37 ℃
    B. 每圈绷带盖住上一圈的下 1/3
    C. 上肢石膏绷带的层数为 8～10 层
    D. 上肢石膏绷带的层数为 10～12 层
    E. 松紧度适宜

27. 下胫腓韧带复合体包括: （　　）
    A. 下胫腓前韧带　　　　　　　　　　B. 下胫腓后韧带
    C. 下胫腓横韧带　　　　　　　　　　D. 距腓前韧带
    E. 骨间膜

28. 踇外翻的临床表现有: （　　）
    A. 踇趾外翻　　　　　　　　　　　　B. 前足增宽
    C. 踇囊炎　　　　　　　　　　　　　D. 多为单侧
    E. 转移性跖骨头痛

29. Charcot 关节的主要表现有: （　　）
    A. 骨质碎裂　　　　　　　　　　　　B. 碎裂骨块密度较高
    C. 关节半脱位　　　　　　　　　　　D. 关节脱位
    E. 以距跗关节多见

30. 外固定器在踝足的应用范围包括: （　　）
    A. 足部开放性骨折　　　　　　　　　B. 小腿远端骨延长
    C. 胫骨远端开放性粉碎性骨折　　　　D. 踝关节加压融合
    E. 足踝部畸形矫正

四、简答题

1. Colles 骨折典型的 X 线表现有哪些?
2. 肱骨干骨折患者复位 2～3 周后如何进行康复训练?
3. 如何鉴别股骨颈骨折与股骨粗隆间骨折?
4. 胫腓骨骨折发生骨筋膜室综合征时,如何处理?
5. 骨盆骨折的特点有哪些?
6. 创伤性休克患者测定中心静脉压有何意义?
7. 简述膝关节半月板的形状及功能。

8. 肩关节脱位的临床表现有哪些？

五、案例分析题

1. 某患者,男性,28 岁,因摔伤致右上臂疼痛肿胀,活动受限一天,拟"右肱骨干骨折"收住院。患者既往无传染性疾病及家属性疾病史,无药物、食物过敏史,无外伤、手术史。护理查体：T 36.8 ℃,P 78 次/分,BP 120/80 mmHg,神志清,自动体位,痛苦面容,右上臂短缩成角,畸形肿胀,局部有皮下淤斑,动脉搏动可这,感觉正常,皮温不高,骨折处有压痛和叩击痛,右上臂活动受限,被动活动疼痛。

(1) 肱骨干骨折最常见的并发症是什么？

(2) 肱骨干骨折患者功能锻炼的注意事项是什么？

2. 某患者,男性,28 岁,因摔倒致左大腿肿胀疼痛 3 小时来院就诊,X 片示："左侧股骨干下段骨折",诊断为"左股骨干下端开放性骨折,失血性休克",于 2013 年 5 月 12 日急诊平车入院。患者入院时左下肢肿胀Ⅱ度,内旋畸形,较右下肢缩短 2 cm。患者既往体健,无药物、食物过敏史。家庭经济状况良好,育有一女,关系和睦。入院后予以患肢胫骨结节骨牵引,并予以消炎、消肿、抗休克、防血栓、止痛治疗。患者于 2016 年 5 月 17 日08：00 在全麻下行左侧股骨干骨折闭合复位内固定术,术毕 11：15 返回病房。带回伤口负压引流管一根,通畅,血性引流液,健侧肢体使用抗血栓压力带和血栓压力泵治疗,并予补液抗感染、抗休克、抗血栓治疗。

(1) 脂肪栓塞综合征的主要临床表现有哪些？

(2) 如何预防脂肪栓塞综合征的发生？

3. 某患者,女性,28 岁,因车祸致耻骨联合处压痛,会阴部肿胀 3 小时来院就诊,X 片示："骨盆骨折",于 2016 年 6 月 12 日急诊平车入院。患者入院时局部压痛,瘀血,会阴部肿胀,骨盆分离挤压试验,"4"字征,扭转试验为阳性。患者既往体健,无药物、食物过敏史,家庭经济状况良好,育有一女,关系和谐。入院后采取卧硬板床保守治疗,予以保留导尿,抗休克、抗血栓治疗,指导绝对休息,低坡位翻身,并进行疾病相关知识宣教及健康指导。

(1) 骨盆骨折时合并有腹膜后血肿的临床表现是什么？

(2) 发生腹膜后血肿如何处理？

参 考 答 案

一、填空题

1. 外展　后伸　屈曲　内收　2. 屈曲型　伸直型　3. 孟氏骨折　4. 餐叉样　枪刺状　5. 中下 1/3　6. 腓总　垂足畸形　踝不能背伸不能伸趾足背感觉消失　7. 感染　切口裂开　足部疼痛　距下关节功能障碍　8. 骶骨　耻骨联合　骶髂关节　9. 失血性休克　500～5 000　10. 坐立半卧位　11. 复位　固定　功能锻炼　12. 缺乏功能锻炼　13. 第二、三趾骨　14. 牢固的固定　充分的血供　足够的接触面　15. 肌肉收缩牵拉力　16. 及时彻底清创　17. 疼痛　感觉异常　麻痹　无脉　苍白　18. 爪形手　19. 桡神经损伤　20. 桡动脉无搏动　21. 畸形　弹性固定关节盂空虚　22. 背伸　手掌　23. 旋股内侧动脉损伤　24. 头下骨折经颈骨折　基底骨折　25. 屈曲　外旋　外展　26. 腘动脉　血管损伤　27. 等长收缩运动　等张收缩运动　全面功能锻炼　抗阻力运动　28. 抢救休克　包扎伤口　妥善固定　迅速转运　29. 外展型　内收型　30. 尺骨上 1/3 骨折　上尺桡关节脱位

二、单项选择题

1. C　2. C　3. C　4. D　5. A　6. C　7. E　8. B　9. B　10. B　11. B
12. B　13. A　14. B　15. B　16. B　17. E　18. E　19. D　20. B
21. B　22. C　23. B　24. D　25. C　26. D　27. B　28. C　29. D
30. D

三、多项选择题

1. ABCDE　2. ABCD　3. ABCDE　4. ABDE　5. BC　6. BCD
7. ABCDE　8. ABDE　9. ACD　10. ABDE　11. ABCD　12. ACE
13. AC　14. BCE　15. ABDE　16. ABCE　17. ABDE　18. AC
19. ABC　20. BCD　21. ABE　22. AE　23. ABCDE　24. ABCDE
25. ABD　26. BCDE　27. ABCE　28. ABCDE　29. ABCDE
30. ABCDE

四、简答题

1. ① 桡骨远端骨折块向背侧移位;② 桡骨远端骨折块向桡侧移位;③ 骨折向掌侧成角;④ 桡骨短缩,骨折处背侧骨质嵌入或粉碎;⑤ 桡骨远端骨折块旋后。

2. 肱骨干骨折患者复位2～3周后开始进行肩、肘关节活动:
① 伸屈肩、肘关节:健侧手握住患侧腕部使患肢向前伸展,再屈肘后伸上

臂;② 旋转肩关节:身体向前倾斜,屈肘 90°,使上臂与地面垂直,以健手握患侧腕部,做划圈动作;③ 双臂上举:双臂上举,两手置于胸前,十指相扣,屈肘 45°,用健肢带动患肢,先使肘屈曲 120°,逐渐双上臂同时上举,再慢慢放回原处。

3. 股骨粗隆间骨折,局部血运丰富,肿胀、淤斑较明显;疼痛较剧烈,压痛点多在粗隆间;愈合较容易,常遗留髋内翻畸形。而股骨颈骨折,淤斑较轻,压痛在股骨沟韧带中点,囊内骨折愈合较难。髋关节正侧位 X 线拍片可确定骨折类型和移位情况,有助于两者鉴别。

4. 一旦确诊或怀疑有骨筋膜室综合征发生,立即松开所有外固定物,将肢体放平,禁止抬高患肢,严禁按摩和热敷,以免加重组织缺血,做好术前准备。行手术切开减压术后,保持创面的无菌,防止继发感染,观察创面的渗液情况,保证足够的输液量,注意电解质的变化,加强营养。

5. 骨盆骨折的特点有:① 损伤暴力较大;② 骨及软组织损伤严重;③ 骨折不稳定或有移位;④ 内出血较多;⑤ 疼痛剧烈,压痛明显;⑥ 会阴部可见皮下淤斑;⑦ 常合并腹膜后血肿;⑧ 骨盆挤压试验与分离试验阳性。

6. 中心静脉压正常为 $0.59 \sim 1.18$ kPa($6 \sim 12$ cmH$_2$O)。

(1) 低于 0.49 kPa(5 cmH$_2$O),表示血容量不足,需加速输液;

(2) 高于 1.47 kPa(15 cmH$_2$O),表示有心功能不全,需要减慢输液和控制输液;

(3) 超过 1.96 kPa(20 cmH$_2$O),提示充血性心力衰竭。

7. 膝关节半月板的形状:膝关节外侧半月板似“O”形,内侧呈“C”形。其功能:① 扩大关节面,传导载荷;② 维持关节稳定;③ 润滑关节;④ 改善股骨和胫骨之间的形态匹配性。

8. 肩关节脱位的临床表现有:

(1) 症状:患肩疼痛、肿胀、功能障碍。

(2) 体征:三角肌塌陷,方肩畸形,关节盂空虚,杜加征(又称搭肩试验)阳性。

五、案例分析题

1.(1) 肱骨干骨折最常见的并发症是桡神经损伤。

(2) 早中期严禁做上臂旋转活动,外固定解除后,逐步达生活自理,帮助患者不断提高生活自理能力。

2.(1)① 肺部症状:以呼吸急促、呼吸困难、发绀为特征,伴有氧分压下降、二氧化碳分压升高。② 无头部外伤的神经症状:意识模糊、嗜睡、抽搐、昏迷。③ 皮肤黏膜出血点。

(2) 预防措施:① 尽量少搬动患者,予以患肢止血,并尽快用夹板固定,因为早期制动既能减少骨折端活动及组织再损伤，又可降低脂肪栓塞综合征的发生率。② 及时开放静脉通道予以补充血容量，在防止患者休克的同时，也是预防创伤后脂肪栓塞综合征最重要的措施。③ 早期提醒医生予以止痛处理，早期止痛可以限制类交感神经反应，通过加速脂肪分解而增加自由脂肪酸释放，从而减少脂肪栓塞综合征的发生。

3.（1）患者表现为腹痛、腹肌紧张，腰背部可见大片淤斑，腹部叩诊浊实音但无移动性浊音，腹腔穿刺可抽出不凝血，病情继续发展会导致麻痹性肠梗阻或亚急性肠梗阻。

（2）要遵医嘱给予胃肠减压、禁食，由于血肿造成的刺激，会引起腹肌紧张，临床上和腹腔脏器损伤，不容易区分。应密切注意患者有无腹痛、腹胀、呕吐、肠鸣音变化，以及有无腹膜刺激征，必要时配合医生做腹穿，以明确诊断。对出现腹胀的患者，可给予肛管排气缓解症状。

第三章　脊柱骨折、脊髓损伤

一、填空题

1. 颈椎牵引的两个关键组成部分是_____和_____，屈曲损伤应位于轻度伸展位。牵引期间严密观察病人的神经体征。

2. 急性颈髓损伤病人早期常出现_____，故护士要关注病人的血钠监测结果，遵医嘱正确补钠。

3. 颈椎骨折脱位，行颅骨牵引复位和固定，保持颈椎正常生理前凸，使颈部肌肉松弛，减轻疼痛。颅骨牵引重量一般为_____。

4. 预防脊髓损伤病人发生尿路感染的有效措施是_____，排尽尿液，减少残余尿。在脊髓休克期，应2～3周改为_____或_____。

5. 脊髓损伤非手术治疗中的生命支持，主要是_____和_____。

6. 四肢瘫指颈段脊髓损伤造成的神经功能障碍，引起_____、_____和_____的部分或完全的运动感觉功能障碍。

7. 截瘫指胸、腰段或骶段脊髓损伤引起神经功能障碍，造成_____和_____部分或完全的运动/感觉功能障碍。

8. 完全性脊髓损伤是指最低骶髓节段感觉和运动功能丧失（即没有骶残留）。完全性脊髓损伤应在_____确定，脊髓损伤一般_____小时后，检查确认鞍区无感觉和运动功能，按完全性脊髓损伤诊断。

9. 脊髓损伤现场检查及评估流程可按照 ABCS 顺序进行：
   A_____　　　　　　B_____
   C_____　　　　　　S_____

10. 在脊髓神经平面以下包括最低位的骶段保留部分感觉或运动功能，则此损伤被定义为_____。

11. 在脊髓神经平面以下包括最低位的骶段的感觉或运动功能完全消失，则此损伤被定义为_____。

12. 电解质低钠血症是高位脊柱脊髓损伤病人_____常见的并发症，急性重度低钠血症可导致病人出现_____。

13. 颈脊髓损伤后低钠血症一般在受伤后_____时间出现，高峰时间是＿＿＿＿＿＿＿天。

14. 当颈脊髓损伤病人的收缩压大于或等于＿＿＿＿mmHg 就能使组织保持有效的血液灌注，可不必应用血管活性物质；收缩压小于或等于＿＿＿＿mmHg 时，组织将得不到有效的血液灌注，加重神经损害，同时也可导致心肌供血不足，因此可以适量应用血管活性药物。

15. 脊柱脊髓损伤术后出现脑脊液漏的原因主要是＿＿＿＿＿＿＿＿＿＿＿＿＿＿＿＿＿＿＿＿＿＿＿＿＿＿＿＿＿＿。

16. 脊柱脊髓损伤的病人出现高热，主要的治疗方式为＿＿＿＿＿＿＿＿，出现低温的主要的治疗方式为＿＿＿＿＿＿＿＿。

17. 颈前路手术从左侧入路容易损伤＿＿＿＿＿＿＿＿，表现为乳糜漏，故颈椎手术一般都选择右侧入路。

18. 脊髓的被膜由内而外分为＿＿＿＿＿＿＿、＿＿＿＿＿＿＿＿和＿＿＿＿＿＿＿＿。

19. 椎管造影一般选择＿＿＿＿＿＿＿＿或＿＿＿＿＿＿＿＿棘突间隙作为穿刺点。

20. 脊柱疾病出现神经症状，主要包括＿＿＿＿＿＿＿＿、＿＿＿＿＿＿＿＿和＿＿＿＿＿＿＿＿。

21. 脊髓半切综合征(Brown-Sequard 征)是指损伤平面以下同侧肢体＿＿＿＿＿＿和对侧肢体＿＿＿＿＿＿＿＿＿＿。

22. 合并脊髓损伤的脊柱骨折脱位多发生于＿＿＿＿＿＿＿＿、＿＿＿＿＿＿＿＿和＿＿＿＿＿＿＿＿。

23. 脊柱损伤患者，＿＿＿＿＿＿＿＿和 ＿＿＿＿＿＿＿＿是下肢功能练习的主要目的。

二、单项选择题

1. 在高速公路上行驶急刹车或撞车时，易发生的脊髓损伤为：　　　　(　　)
   A. 脊髓中央管周围综合征　　　　　B. 前脊髓综合征
   C. 脊髓半切综合征　　　　　　　　D. 后脊髓综合征
   E. 马尾综合征

2. 腰椎骨折行腰椎后路内固定术，术后观察 24 小时引流大于 500 ml，引流物颜色为洗肉水样，汇报医生，考虑为脑脊液漏。应采取的卧位为：　(　　)
   A. 侧卧位　　　　　　　　　　　　B. 平卧位
   C. 头高脚低位　　　　　　　　　　D. 头低脚高位
   E. 半卧位

3. 依据脊柱三柱分类理论，脊柱稳定性判断主要决定于脊柱何部的状况：
   　　　　　　　　　　　　　　　　　　　　　　　　　　　　(　　)
   A. 前柱　　　　　　　　　　　　　B. 中柱

C. 后柱 　　　　　　　　　　　　　D. 椎管

E. 棘间韧带

4. 胸腰段脊柱骨折,按照骨折的稳定性分为稳定性骨折和不稳定性骨折,下列选项中属于稳定性的骨折有: 　　　　　　　　　　　　　（　　）

A. 三柱中有两柱骨折 　　　　　　　B. 爆裂骨折

C. 骨折—脱位 　　　　　　　　　　D. 爆裂骨折伴旋转损伤

E. 棘突骨折

5. 急性脊髓损伤患者进行 DVT 预防,以下措施中不正确的是: （　　）

A. 抬高患肢 　　　　　　　　　　　B. 使用间歇式充气加压装置

C. 梯度压力袜 　　　　　　　　　　D. 按摩

E. 脱水治疗

6. 在脊柱骨折病人的搬运过程中,应固定的体位是: 　　　（　　）

A. 半卧位 　　　　　　　　　　　　B. 侧卧位

C. 俯卧位 　　　　　　　　　　　　D. 屈曲侧卧位

E. 仰卧过伸位

7. 脊髓损伤平面以下同侧肢体的运动及深感觉消失,对侧肢体痛觉和温觉消失,称为: 　　　　　　　　　　　　　　　　　　　（　　）

A. 脊髓断裂 　　　　　　　　　　　B. 脊髓挫伤

C. 脊髓休克 　　　　　　　　　　　D. 脊髓圆锥损伤

E. 脊髓半切征

8. 脊髓损伤的首要原因是: 　　　　　　　　　　　　　　　（　　）

A. 交通事故 　　　　　　　　　　　B. 工伤事故

C. 运动失误 　　　　　　　　　　　D. 火器伤

E. 锐器伤

9. 高位颈椎损伤伴呼吸困难者,给予呼吸支持,减少呼吸道梗阻和预防肺部感染的重要措施是: 　　　　　　　　　　　　　　　　（　　）

A. 吸痰 　　　　　　　　　　　　　B. 咳嗽

C. 气管切开 　　　　　　　　　　　D. 叩击胸背部

E. 吸氧

10. 脊柱骨折按损伤机制分类,最常见的损伤机制是: 　　　（　　）

A. 屈曲压缩损伤 　　　　　　　　　B. 屈曲分离损伤

C. 垂直压缩 　　　　　　　　　　　D. 旋转及侧屈

E. 伸展损伤

11. 脊柱脊髓损伤患者要进行影像学检查确诊,最基本的检查手段是: （　　）

A. X 线检查 　　　　　　　　　　　B. CT 检查

C. MRI 检查　　　　　　　　　　　D. 脊髓造影

E. 电生理检查

12. 胸腰椎单纯压缩骨折患者应卧硬板床,骨折部位垫厚枕,使脊柱处于过伸位。其卧床期间指导和鼓励患者进行功能锻炼,以下哪种方法不正确: 　　　　　　　　　　　　　　　　　　　　　　　　　　　　　（　　）

A. 踝泵运动　　　　　　　　　　　B. 绝对卧床休息

C. 直腿抬高　　　　　　　　　　　D. 腰背肌锻炼

E. 全身关节全范围被动和主动运动

13. 高处坠落致 T12 压缩性骨折,伴有神经症状,其脊髓损伤的节段为: 　　　　　　　　　　　　　　　　　　　　　　　　　　　　　（　　）

A. 胸段脊髓　　　　　　　　　　　B. 胸腰段脊髓

C. 腰段脊髓　　　　　　　　　　　D. 腰骶段脊髓

E. 骶段脊髓

14. 创伤性截瘫练习坐起的时间是: 　　　　　　　　　　（　　）

A. 半年左右　　　　　　　　　　　B. 3 个月左右

C. 2 个月左右　　　　　　　　　　D. 1 个月左右

E. 半个月左右

15. 无骨折脱位的脊柱脊髓损伤早期最有效的治疗方法是: 　　（　　）

A. 20％甘露醇脱水　　　　　　　　B. 地塞米松

C. 短期大剂量甲基泼尼松龙　　　　D. 神经营养剂

E. 颈部固定制动

16. 截瘫患者为了防止泌尿系统感染,早期保留导尿管应: 　　（　　）

A. 每 4～6 小时定时开放　　　　　B. 每 4～6 小时定时夹闭

C. 持续开放　　　　　　　　　　　D. 定时导尿

E. 白天夹闭,晚上开放

17. C5 脊髓主要支配: 　　　　　　　　　　　　　　　　（　　）

A. 膈肌　　　　　　　　　　　　　B. 三角肌

C. 肱二头肌　　　　　　　　　　　D. 肱三头肌

E. 屈指肌

18. 某男性,41 岁,车祸致 C5 前脱位,体检:双上肢屈肘位畸形,肱三头肌以下肌力 0 级,前臂以下四肢及躯干深浅感觉小时,肱二头肌腱反射存在,肱三头肌腱以下深浅反射消失,病理征引不出。初步判断患者颈髓损伤的程度为: 　　　　　　　　　　　　　　　　　　　　　　　　（　　）

A. 脊髓休克　　　　　　　　　　　B. 脊髓不完全损伤

C. 脊髓完全损伤　　　　　　　　　D. 脊髓横断

    E. 不能判断损伤程度

19. 高位截瘫早期易出现发热,其主要原因为: (   )

    A. 泌尿系统感染   B. 肠梗阻

    C. 肺炎   D. 自主神经紊乱

    E. 压疮

20. 为了解脊髓受压及其损伤程度,下列哪项检查的意义最大: (   )

    A. 腰椎穿刺   B. X 线摄片

    C. CT   D. MRI

    E. 神经肌电图检查

21. 某男性,21 岁,车祸致脊柱骨折和脊髓损伤,双上肢迟缓性瘫痪,双下肢痉挛性瘫痪,躯干和四肢感觉消失。该患者脊髓损伤的部位最可能在: (   )

    A. 上段颈髓   B. 下段颈髓

    C. 胸段脊髓   D. 胸腰段脊髓

    E. 脊髓圆锥

22. 下列脊髓损伤的病理改变中,最严重的是: (   )

    A. 脊髓挫伤   B. 脊髓震荡

    C. 脊髓断裂   D. 脊髓水肿

    E. 脊髓受压

23. 马尾神经损伤的表现,不包括: (   )

    A. 损伤平面以下弛缓性瘫痪   B. 有感觉和运动功能障碍

    C. 括约肌功能丧失   D. 肌张力降低,腱反射消失

    E. 病理性锥体束

24. 某男性 40 岁,重物砸伤致腰背部疼痛伴双下肢感觉运动障碍及大小便失禁 24 小时入院。查体:L1 椎体后突畸形,压痛,腹股沟以下平面感觉运动完全丧失。X 线片示 L1 椎体压缩 1/2,向后成角畸形。最恰当的治疗方法是: (   )

    A. 卧硬板床休息,不必进行其他处理

    B. 卧石膏床休息,不必进行其他处理

    C. 双下肢牵引整复骨折脱位

    D. 手术复位,卧硬板床及腰背下垫枕

    E. 尽早手术复位,椎管减压及内固定

25. 高位颈椎受损患者,早期出现的严重并发症是: (   )

    A. 胃肠功能减弱、大小便失禁   B. 心力衰竭

    C. 呼吸衰竭   D. 肢体肌肉萎缩

E. 四肢关节挛缩

三、多项选择题

1. 脊柱外科围术期疼痛管理是脊柱手术加速康复的重要组成部分,包括以下哪些内容: 　　　　　　　　　　　　　　　　　　　　　(　　)
   A. 术前教育　　　　　　　　　B. 多模式镇痛
   C. 超前镇痛　　　　　　　　　D. 重视神经痛
   E. 制定疼痛管理计划

2. 颈椎骨折描述正确的有: 　　　　　　　　　　　　　　　(　　)
   A. 在颈椎骨折中,约 80％好发于 C4～C6 椎节
   B. 发生于 C4 以上属于上颈椎损伤
   C. 发生于 C1～C2 属于上颈椎损伤
   D. 发生于 C3～C7 属于下颈椎损伤
   E. 发生骨折脱位多在下颈椎

3. 以下属于上颈椎损伤的有: 　　　　　　　　　　　　　　(　　)
   A. 枕颈损伤　　　　　　　　　B. 齿状突骨折
   C. 寰椎骨折　　　　　　　　　D. Hangman 骨折
   E. 寰枢脱位

4. 1983 年,Denis 提出三柱分类概念,将胸腰椎分为前、中、后三柱,下面叙述正确有: 　　　　　　　　　　　　　　　　　　　　　(　　)
   A. 前柱包括前纵韧带、椎体前 1/2、椎间盘前部
   B. 中柱包括后纵韧带、椎体后 1/2、椎间盘后部
   C. 后柱包括椎弓、黄韧带、椎间小关节、棘间韧带
   D. 中柱损伤易导致脊髓损伤
   E. 前柱骨折易导致脊髓损伤

5. 脊柱骨折的主要临床表现有: 　　　　　　　　　　　　　(　　)
   A. 局部疼痛　　　　　　　　　B. 活动受限
   C. 腹痛、腹胀　　　　　　　　D. 局部压痛和肿胀
   E. 脊柱畸形

6. 对脊柱骨折,正确的搬运方法是: 　　　　　　　　　　　(　　)
   A. 平托法
   B. 滚动法
   C. 搂抱法
   D. 对颈椎损伤者,需专人托扶头部,纵轴牵引下搬运
   E. 一人抬头,一人抬脚

7. 脊柱、脊髓损伤重在预防,要做好一级预防,其预防措施包括: （   ）

    A. 宣传教育   B. 高空作业要有安全保护

    C. 乘坐轿车系好安全带   D. 督促老人穿防滑鞋

    E. 正确搬运

8. 脊髓损伤,按照损伤程度分类,正确的有: （   ）

    A. 脊髓震荡   B. 不完全脊髓损伤

    C. 脊髓休克   D. 完全脊髓损伤

    E. 圆锥损伤

9. 颈椎骨折合并四肢瘫,无感染病灶出现高热,可采取的措施有: （   ）

    A. 冰水灌肠   B. 冰水擦浴

    C. 通风   D. 药物降温

    E. 调节室温

10. 急性脊髓损伤,伤后 6 小时为关键时期,24 小时为急性期。以下处理措施哪些正确: （   ）

    A. 固定和制动   B. 20％甘露醇静脉滴注

    C. 甲泼尼龙冲击疗法   D. 高压氧治疗

    E. 手术治疗

11. 对轻度压缩的稳定型颈椎骨折,治疗措施有: （   ）

    A. 采用枕颌带牵引   B. 牵引重量为 5 kg

    C. 牵引重量为 3 kg   D. 复位后头颈胸石膏固定 3 个月

    E. 复位后头颈胸石膏固定 2 个月

12. C4～C5 骨折合并脱位病人行颅骨牵引,牵引部位出现感染迹象,应采取的措施有: （   ）

    A. 牵引针眼涂抗生素药膏

    B. 观察牵引针眼有无皮肤破溃

    C. 每日用安尔碘消毒牵引针眼 2 次

    D. 静脉输入大量抗生素

    E. 局部再次手术治疗

13. 脊髓神经功能的观察要点有: （   ）

    A. 肢体感觉   B. 肢体运动

    C. 反射   D. 四肢肌力

    E. 肿胀

14. 脊髓损伤的表现有: （   ）

    A. 胸段脊髓损伤表现为截瘫

    B. 颈段脊髓损伤表现为四肢瘫

　　C. 上颈椎脊髓损伤的四肢瘫均为痉挛性瘫痪

　　D. 下颈椎脊髓损伤的四肢瘫均为弛缓性瘫痪

　　E. 以上说法均正确

15. 脊髓损伤的早期康复训练内容包括：　　　　　　　　　　（　　　）

　　A. 关节活动度训练　　　　　　　B. 肌力训练

　　C. 膀胱和直肠训练　　　　　　　D. 体位变换训练

　　E. 心理治疗

16. 脊髓损伤的并发症有：　　　　　　　　　　　　　　　（　　　）

　　A. 中枢性高热　　　　　　　　　B. 呼吸道感染

　　C. 压疮　　　　　　　　　　　　D. 低钠血症

　　E. 泌尿系感染和结石

17. 颈椎前路手术观察要点有：　　　　　　　　　　　　　（　　　）

　　A. 有无呼吸困难、憋气感　　　　B. 颈部肿胀

　　C. 伤口出血　　　　　　　　　　D. 四肢感觉运动

　　E. 吞咽困难

18. 颈髓损伤患者的气道管理有：　　　　　　　　　　　　（　　　）

　　A. 呼吸训练　　　　　　　　　　B. 促进排痰

　　C. 雾化吸入　　　　　　　　　　D. 气道湿化

　　E. 人工吸痰

19. 脊髓损伤指由各种原因导致椎管内神经结构及其功能的损害，出现损伤
　　水平及以下哪些脊髓功能的障碍：　　　　　　　　　　（　　　）

　　A. 运动功能　　　　　　　　　　B. 感觉功能

　　C. 反射功能　　　　　　　　　　D. 括约肌功能

　　E. 以上都是

20. 脊柱损伤指脊柱结构的完整性被损害或破坏，包括：　　（　　　）

　　A. 椎体　　　　　　　　　　　　B. 椎间盘

　　C. 稳定脊柱的韧带　　　　　　　D. 椎旁肌肉

　　E. 以上都是

21. 医疗专业人员院前急救，出现以下哪些情况的创伤，按脊柱脊髓损伤救治：

　　　　　　　　　　　　　　　　　　　　　　　　　　　（　　　）

　　A. 发生车祸、高处坠落、重物砸伤等重大创伤

　　B. 创伤后脊柱区域疼痛（颈、胸、腰背区）、脊柱存在异常活动、存在畸形等

　　C. 创伤后肢体及躯干出现感觉、运动功能异常

　　D. 老年人跌倒

　　E. 创伤后无意识或昏迷患者

22. 颈髓损伤后的患者呼吸功能障碍评估包括有： （ ）

    A. 病史：脊髓损伤水平，损伤程度，有无胸部并发伤，肺部疾病史及吸烟史

    B. 膈肌活动度

    C. 呼吸类型：患者胸式呼吸、腹式呼吸的强度以及有无

    D. 胸部 X 线及 CT 检查，肺功能检查情况

    E. 咳嗽力量：可分为有效（能自己用力将分泌物咳出）、减弱（需经他人辅助将分泌物咳出）和无作用（需医务人员用吸痰管等将气道中的分泌物吸引出来）

23. 脊髓损伤后便秘管理措施中，以下选项正确的有： （ ）

    A. 腹部按摩：顺时针进行腹部按摩

    B. 药物使用：使用缓泻剂、大便软化剂、促进胃肠动力药物。泻药及通便药物在计划的排便时间点前 24 小时口服

    C. 机械刺激直肠促进排便：戴润滑手套，轻轻转动手指刺激肛门及直肠

    D. 化学刺激促进排便

    E. 利用胃—结肠反射促进排便：进食后 20 分钟去排便

24. 脊髓损伤后，预防泌尿系感染措施有： （ ）

    A. 缩短留置尿管时间，尽早开始间歇导尿

    B. 减少残余尿、避免膀胱过度充盈

    C. 导尿期间指导患者多饮水

    D. 导尿操作时严格遵守无菌操作原则

    E. 治疗感染首选以革兰阴性菌为主的广谱抗生素，及时根据药敏结果调整用药

25. 脊髓损伤患者康复治疗的目的： （ ）

    A. 维持并改善患者残存肌力

    B. 维持并扩大患者的关节活动度

    C. 改善患者二便、呼吸等身体功能障碍

    D. 预防并发症

    E. 提高患者日常生活能力及生活质量

26. 脊髓损伤患者的心理康复阶段分为： （ ）

    A. 无知期   B. 震惊期

    C. 否认期   D. 抑郁期

    E. 反对独立期和适应期

27. 大剂量甲基泼尼松龙冲击治疗的禁忌证包括： （ ）

    A. 胸腰段损伤无神经功能障碍

    B. 脊髓连续性中断的脊髓损伤

C. 损伤时间超过 8 小时

D. 存在消化道出血或溃疡病史

E. 已存在感染疾病或严重心脏疾患

28. 腰椎骨折脱位合并马尾损伤,治疗目的有: （　　）

A. 整复骨折脱位

B. 探查马尾损伤情况

C. 解除椎管内对马尾或神经根的压迫

D. 稳定脊柱,椎管侧前方减压

E. 发现马尾神经损伤可以及时进行修复

29. 截瘫病人长期卧床,如何预防肺部并发症的发生: （　　）

A. 每 2 小时翻身 1 次,鼓励病人咳嗽,经常做深呼吸运动

B. 进行上肢外展活动,以扩张胸廓

C. 每次翻身后轻扣背部,协助排痰

D. 雾化吸入

E. 以上方法均可

30. 颈前路手术后发生气道通气障碍的原因有: （　　）

A. 前路手术时,对气管的牵拉刺激,术后痰量增加,特别是长期吸烟的病人

B. 术中止血不彻底或伤口引流不畅,血肿压迫气道

C. 因气管插管等原因造成血管神经性水肿

D. 术前已存在呼吸系统疾患,呼吸功能欠佳

E. 喉头痉挛、声带麻痹或反常运动

31. 判定下尿路真菌感染的标准应包括: （　　）

A. 体温增高,但检查无呼吸道感染、无压疮感染等明显引起发热的原因存在

B. 尿常规检查,高倍镜下可见真菌菌丝,白细胞＞10 个/高倍镜

C. 尿培养无细菌生长,但有真菌生长,真菌培养时菌落计数≥10 000～15 000/ml

D. 脊髓损伤病人怀疑合并真菌尿时应反复行尿检查,要排除因尿标本受污染所致

E. 采集标本时,不需严格消毒会阴部皮肤,只要取病人的中段尿液送检即可

32. 预防脊髓损伤病人出现真菌尿的有效措施有哪些: （　　）

A. 及时进行膀胱训练,让病人尽早建立反射性排尿或尽早开始间歇导尿

B. 必须留置导尿的病人,则应注意保持会阴部及尿道口清洁,定期更换导尿管和引流袋

C. 需长期留置导尿的病人应夹闭引流管定期开放

D. 应注意针对病原选择有效抗生素

E. 脊髓损伤急性期治疗时,要注意加强全身支持治疗

33. 脊髓损伤,按脊髓和马尾损伤的程度分为: （　　）

A. 脊髓休克　　　　　　　　　　B. 脊髓损伤

C. 马尾损伤　　　　　　　　　　D. 截瘫

E. 脊髓断裂

34. 脊柱脊髓损伤的手术指征有: （　　）

A. 脊柱骨折复位不满意或存在不稳定因素者

B. 骨折、脱位有关节突交锁

C. 影像学显示有碎骨片突入椎管压迫脊髓者

D. 截瘫平面不断上升者

E. 患者强烈要求手术者

35. 脊髓神经功能的观察要点有: （　　）

A. 肢体运动　　　　　　　　　　B. 肢体感觉

C. 四肢肌力　　　　　　　　　　D. 疼痛

E. 肿胀

36. 以下说法正确的是: （　　）

A. 对颈椎过伸性损伤,大多采用非手术疗法

B. 对损伤性枢椎椎弓根骨折有移位者,做颈前路椎体植骨融合术

C. 对脊髓中央管周围损失者,一般采用非手术疗法

D. 有椎管狭窄或脊随压迫者,一般在伤后 2～3 周做椎管减压

E. 以上说法均正确

37. 脊髓休克指: （　　）

A. 发生于各种较重的脊髓损伤后

B. 立即发生损伤平面以下弛缓性瘫痪

C. 2～4 周后发生损伤平面以下不同程度的痉挛性瘫痪

D. 在数分钟或数小时内即可恢复

E. 在组织形态学上并无病理变化

38. 脊髓损伤失常表现为: （　　）

A. 胸段脊髓损伤表现为截瘫

B. 颈段脊髓损伤表现为四肢瘫

C. 上颈椎损伤的四肢瘫均为痉挛性瘫痪

D. 下颈椎损伤的四肢瘫均为弛缓性瘫痪

E. 以上说法均正确

39. 以下说法正确的有： （ ）

    A. 会阴部皮肤鞍状感觉缺失

    B. 会阴部仍保持位置觉和深感觉

    C. 括约肌功能丧失大小便不能控制.性功能障碍

    D. 两下肢的感觉和运动仍保留正常

    E. L2 骨折可发生脊髓圆锥损伤

40. 关于脊髓损伤病人甲基泼尼松龙冲击疗法,说法正确的是： （ ）

    A. 30 mg/kg 体重一次给药,15 分钟静脉注射完毕

    B. 间隔 45 分钟,在以后 23 小时内以 5.4 mg/(kg·h)剂量续静脉滴注

    C. 只适用于受伤后 6 小时内

    D. 只适用于受伤后 8 小时内

    E. 只适用于受伤后 24 小时内

41. 不损伤马尾神经的脊柱骨折是： （ ）

    A. T11   B. T12   C. L1   D. L2   E. L3

42. 下列关于脊柱骨折合并脊髓损伤的药物治疗,说法正确的有： （ ）

    A. 伤后 6 小时内为药物治疗的黄金时间,24 小时内为急性期

    B. 皮质激素:常用大剂量甲基泼尼松龙

    C. 抗生素

    D. 渗透性利尿:常用 20% 甘露醇

    E. 神经节苷脂:在脊髓损伤 48～72 小时给予

43. 截瘫的并发症包括： （ ）

    A. 心肌梗死   B. 泌尿系感染

    C. 肺部感染   D. 压疮

    E. 深静脉血栓

四、简答题

1. 试述脊柱损伤和脊髓损伤的定义。

2. 试述脊髓损伤的观察要点。

3. 脊髓损伤病人护理中维持有效呼吸,防止呼吸道感染的措施有哪些?

4. 依据脊髓损伤神经学分类国际标准对脊髓损伤患者进行运动检查,必查的下肢 5 对关键肌是哪些?

5. 脊髓功能障碍的表现有哪些?

五、案例分析题

1. 某患者,男性,43 岁,已婚,因车祸致四肢不能活动,送当地医院急诊,急查

MRI 示:C2～C7 椎间盘突出,C5～C7 水平椎管狭窄,诊断无骨折脱位型颈髓损伤。予保守治疗,留置导尿,症状无明显缓解,后出现高热,10 天后转院治疗。专科检查:颈椎活动受限,有压痛,双肩以下感觉减退,四肢肌张力不高,双侧肱二头肌、肱三头肌反射及双侧膝、跟腱反射消失。双侧 Hoffman 征阳性,双侧 Babinski 征阳性。

(1) 该患者双下肢能活动,不能抬离床面。请判断该患者双下肢的肌力: （　　）

  A. 1 级   B. 2 级

  C. 3 级   D. 4 级

  E. 5 级

(2) 该患者入院时 Braden 评分为 8 分。请判断压疮风险等级: （　　）

  A. 极高危   B. 重度

  C. 高危   D. 中危

  E. 低危

(3) 患者入院评估骶尾部 15 cm×8 cm 的皮肤红肿,周围有水疱;中间有 6 cm×8 cm 黑色焦痂,肛周皮肤破溃,有稀便流出。请问压疮最新分期为哪一期: （　　）

  A. 2 期压力性损伤   B. 3 期压力性损伤

  C. 4 期压力性损伤   D. 不明确分期的压力性损伤

  E. 深部组织压力性损伤

2. 某患者,王某,男性,30 岁,已婚,个体劳动者。因从高处坠落,双下肢不能活动 1 小时而急诊入院。现病史:1 小时前从自家四楼阳台不慎失足坠落,当时昏迷不醒,呼之不应,10 分钟后清醒无再度昏迷,但发现双下肢不能自主活动,上肢活动受限,小便不能自解,为进一步诊治收治入院。体格检查:颈椎生理弧度消失,胸式呼吸消失,腹式呼吸,双侧乳头以下躯体感觉运动消失,双上肢肩关节以上感觉存在,肩关节以下感觉减弱。辅助检查:MRI 示:C6～C7 椎体脱位伴颈脊髓损伤;CT 示:C6 椎体爆裂性骨折。实验室检查无明显异常,心电图:窦性心动过缓伴心律不齐,心率 55 次/分,血压 90/60 mmHg,呼吸 13 次/分,体温 38.5 ℃,SpO₂ 90%。医疗诊断:C6～C7 椎体骨折脱位,颈髓损伤伴四肢瘫痪。

(1) 该患者入院后给予甲基泼尼松龙冲击疗法,采取的护理措施有: （　　）

  A. 持续心电监护   B. 监测电解质

  C. 快速滴入   D. 观察消化道出血

  E. 使用输液泵

（2）入院后评估患者病情，制定护理计划。目前对病人的护理诊断有：

（　　）

A. 低效型呼吸形态　　　　　　B. 体温过高

C. 潜在皮肤完整性受损　　　　D. 尿潴留

E. 肺部感染

参 考 答 案

一、填空题

1. 牵引重量　牵引方向　2. 低钠血症　3. 6～8 kg　4. 留置导尿　4～6小时开放　间歇导尿　5. 呼吸支持　血流动力学支持　6. 双上肢　双下肢　躯干　7. 躯干　下肢　8. 脊髓休克结束后　48　9. 检查呼吸道是否通畅（Airway，A）　检查呼吸状况（Breath，B）　检查循环状况（Circulation，C）　脊柱脊髓损伤评估（Spine，S）　10. 不完全性脊髓损伤　11. 完全性脊髓损伤　12. 早期　神经精神症状　13. 一周　8～17　14. 70　69　15. 致压物与硬脊膜有粘连,导致术中出现硬脊膜小的撕裂　16. 物理散热　物理复温　17. 胸导管　18. 软脊膜　蛛网膜　硬脊膜　19. L3～L4　L4～L5　20. 神经根症状　脊髓功能障碍　马尾神经功能障碍　21. 运动和深感觉丧失　痛觉和温觉丧失　22. 颈椎　胸椎　腰椎　23. 恢复负重　行走功能

二、单项选择题

1. A　2. D　3. B　4. E　5. D　6. E　7. E　8. A　9. C　10. A　11. A　12. B　13. D　14. B　15. C　16. C　17. B　18. C　19. D　20. D　21. B　22. C　23. E　24. E　25. C

三、多项选择题

1. ABCDE　2. ACDE　3. ABCDE　4. ABCD　5. ABCDE　6. ABD　7. ABCD　8. ABD　9. ABCE　10. ABCDE　11. ACD　12. ABC　13. ABCD　14. ABC　15. ABCDE　16. ABCDE　17. ABCDE　18. ABCDE　19. ABCDE　20. ABCDE　21. ABCDE　22. ABCDE　23. ACDE　24. ABCD　25. ABCDE　26. ABCDE　27. ABCDE　28. ABCDE　29. ABCDE　30. ABCDE　31. ABCD　32. ABCDE　33. ABC　34. ABCD　35. ABC　36. ABCDE　37. ABC　38. ABC　39. ACD　40. ABD　41. ABCD　42. ABDE　43. BCDE

四、简答题

1. 脊柱损伤指脊柱结构的完整性被损害或破坏,包括椎骨、椎间盘、稳定脊柱的韧带及椎旁肌肉的损伤。

脊髓损伤指由各种原因导致椎管内神经结构(包括脊髓和神经根)及其功能的损害,出现损伤水平及以下脊髓功能(运动、感觉、反射等)障碍。

2. 脊髓损伤的观察要点包括:观察生命体征及血氧饱和度,尤其是呼吸、体温的变化;观察肢体的活动及感觉;观察有无并发症。

3. 脊髓损伤病人护理中维持有效呼吸,防止呼吸道感染的措施包括:

(1)病情观察:观察病人的呼吸功能,有无呼吸困难表现。

(2)给氧:根据血气分析调整给氧浓度、流量和持续时间。

(3)减轻脊髓水肿:遵医嘱给予激素及甘露醇治疗。

(4)保持呼吸道通畅:指导深呼吸和咳嗽咳痰,翻身叩背,雾化吸入,及时吸痰。

(5)控制感染:遵医嘱合理使用抗生素,注意保暖。

4. 依据脊髓损伤神经学分类国际标准对脊髓损伤患者进行运动检查时,必查的下肢 5 对关键肌包括:L2 屈髋肌(髂腰肌),L3 伸膝肌(股四头肌),L4 踝背伸肌(胫前肌),L5 足踇长伸趾肌(足踇长伸肌),S1 踝跖屈肌(腓肠肌和比目鱼肌)。

5. 脊髓功能障碍的表现有:

(1)受累水平以下的灰质障碍,则肌力下降,感觉迟钝。

(2)受累水平以下的白质障碍,则肌力增高,腱反射亢进,本体感觉障碍和病理反射等。闭目难立是本体感觉障碍的表现。步态不稳和本体感觉障碍与下肢肌肉张力增高有关。

五、案例分析题

1.(1) B　(2) A　(3) D　**2.**(1) ABDE　(2) ABCD

第四章　关节脱位

一、填空题

1. 关节脱位特有的体征是＿＿＿＿＿＿、＿＿＿＿＿＿、＿＿＿＿＿＿。

2. 关节的稳定性是由骨骼、＿＿＿＿＿＿、＿＿＿＿＿＿、＿＿＿＿＿＿共同维护的。

3. 成人肩关节脱位后,肩部失去正常饱满圆钝的外形,呈＿＿＿＿＿＿畸形。

4. 关节脱位时可能引起神经及血管损伤,肩关节脱位时,易损伤＿＿＿＿＿＿和＿＿＿＿＿＿;髋关节脱位时,易损伤＿＿＿＿＿＿;膝关节脱位时,易损伤＿＿＿＿＿＿和＿＿＿＿＿＿。

5. 肩关节脱位并发腋神经损伤后,三角肌发生麻痹,造成:肩＿＿＿＿＿＿功能障碍和肩＿＿＿＿＿＿感觉障碍。

6. 复发性髌骨脱位术后的常见并发症有:＿＿＿＿＿＿和＿＿＿＿＿＿。

7. 发育性髋关节脱位最常见的临床表现为＿＿＿＿＿＿。

8. 肘关节脱位时,＿＿＿＿＿＿失去正常位置。

9. ＿＿＿＿＿＿脱位最常见,占全身关节脱位的45％,可分为＿＿＿＿＿＿和＿＿＿＿＿＿两种。

10. 髋关节后脱位时患肢髋部明显肿胀,患髋呈＿＿＿＿＿＿、＿＿＿＿＿＿和＿＿＿＿＿＿。

11. 髋关节前脱位时患肢呈＿＿＿＿＿＿、＿＿＿＿＿＿及＿＿＿＿＿＿。

12. 髌骨脱位可分为＿＿＿＿＿＿脱位和＿＿＿＿＿＿脱位两种。

13. 肘关节脱位可分为＿＿＿＿＿＿、＿＿＿＿＿＿、＿＿＿＿＿＿和＿＿＿＿＿＿。

14. 肩关节脱位时,Dugas试验呈阳性,表现为患肢轻度＿＿＿＿＿＿,不能贴紧＿＿＿＿＿＿,如肘部贴于胸前时,手掌不能同时搭在＿＿＿＿＿＿。

15. 新鲜髋关节脱位一旦诊断明确,应立即进行＿＿＿＿＿＿,单纯脱位在伤后＿＿＿＿＿＿小时复位成功率高,＿＿＿＿＿＿小时后复位十分困难且并发症增多。

16. 髋关节中心脱位治疗中最重要的是恢复＿＿＿＿＿＿和＿＿＿＿＿＿

的正常关系,宜做_____牵引,牵引重量_____kg。

17. 髋关节后脱位时最容易并发_____和_____损伤,特别是_____损伤。

18. 肩关节脱位_____以上称为陈旧性脱位。

19. 肩关节脱位复位后,应将患肢保持在_____位置,屈肘_____度,前臂悬吊_____周。

20. 发育性髋关节脱位根据新生儿_____和_____阳性,即可确诊。

二、单项选择题

1. 髋关节脱位复位后至少需牵引几周: （　　）
   A. 2   B. 4
   C. 6   D. 8
   E. 12

2. 5岁以下小儿好发的脱位是: （　　）
   A. 桡骨小头半脱位   B. 肩关节脱位
   C. 髋关节脱位   D. 肘关节脱位
   E. 膝关节脱位

3. 关节脱位好发部位为: （　　）
   A. 肩关节   B. 髋关节
   C. 肘关节   D. 腕关节
   E. 膝关节

4. 关于先天性髋关节脱位,说法正确的是: （　　）
   A. 治疗时间对预后无影响
   B. 早期诊断不明,可以半年后再复查
   C. 病理改变对治疗效果影响不大
   D. 治疗越早,效果越佳
   E. 以上都不对

5. 发生急性化脓性髋关节炎的小儿,出现股骨头半脱位,选用何种局部治疗较合适: （　　）
   A. 夹板固定   B. 手法复位
   C. 持续皮肤牵引   D. 持续骨骼牵引
   E. 石膏固定

6. 髋关节脱位发生率最高的是: （　　）
   A. 前脱位   B. 后脱位

C. 合并股骨头骨折的脱位　　　　　　D. 中心性脱位

E. 先天性脱位

7. 肘关节骨折脱位可能发生的最主要的后遗症是：　　　　　　　　　　（　　）

A. 动、静脉损伤　　　　　　　　　　B. 损伤性骨化

C. 缺血性肌挛缩　　　　　　　　　　D. 缺损性骨坏死

E. 周围神经损伤

8. 可能出现杜加（Dugas）征的疾病是：　　　　　　　　　　　　　　（　　）

A. 肩关节炎　　　　　　　　　　　　B. 肘关节脱位

C. 锁骨骨折　　　　　　　　　　　　D. 肩关节脱位

E. 桡骨头半脱位

9. 某 12 岁少年，1 年来在一般性活动中反复发生右肩关节前脱位 4 次，其主

要原因是：　　　　　　　　　　　　　　　　　　　　　　　　　　（　　）

A. 缺乏自我保护意识　　　　　　　　B. 年龄较小

C. 初次脱位未行固定　　　　　　　　D. 右侧肩关节习惯性脱位

E. 体质差

10. 关节脱位是指：　　　　　　　　　　　　　　　　　　　　　　　　（　　）

A. 关节囊破裂　　　　　　　　　　　B. 外伤后关节失去功能

C. 关节面失去正常的对合关系　　　　D. 关节的结构破坏

E. 发生骨折

11. 陈旧性关节脱位是指脱位时间超过：　　　　　　　　　　　　　　（　　）

A. 1 周　　　　　　　　　　　　　　B. 2 周

C. 3 周　　　　　　　　　　　　　　D. 4 周

E. 6 周

12. 关节脱位的专有体征是：　　　　　　　　　　　　　　　　　　　（　　）

A. 弹性固定　　　　　　　　　　　　B. 疼痛

C. 肿胀　　　　　　　　　　　　　　D. 局部压痛

E. 功能障碍

13. 肩关节脱位易发生的是：　　　　　　　　　　　　　　　　　　　（　　）

A. 后脱位　　　　　　　　　　　　　B. 前脱位

C. 盂上脱位　　　　　　　　　　　　D. 盂下脱位

E. 胸腔内脱位

14. 在下列几种关节脱位类型中，较为少见的是：　　　　　　　　　　（　　）

A. 肩关节后脱位　　　　　　　　　　B. 肩关节前脱位

C. 胸锁关节前脱位　　　　　　　　　D. 肘关节后脱位

E. 桡骨头半脱位

15. 某青年男性,25 岁,以前有"右肩外伤史",今天转身开门时,突感右肩部疼痛,不敢活动,用左手托住右上肢来医院就诊。最有可能的诊断是:　　　　(　　)

A. 锁骨骨折　　　　　　　　　　B. 肩锁关节Ⅰ度脱位

C. 肩关节脱位　　　　　　　　　D. 肱骨大结节撕脱骨折

E. 肘关节脱位

16. 肩关节前脱位可出现:　　　　　　　　　　　　　　(　　)

A. Thomas 征(＋)　　　　　　　B. Hoffmann 征(＋)

C. 直腿抬高试验(＋)　　　　　　D. Dugas 征(＋)

E. Tinel 试验(＋)

17. 肘关节脱位的特点是:　　　　　　　　　　　　　(　　)

A. 肘部屈曲固定　　　　　　　　B. 肘部伸直固定

C. 肘后三点关系正常　　　　　　D. 肘后三点关系失常

E. 肘部伸直障碍

18. 髋关节后脱位常见的体征是:　　　　　　　　　　(　　)

A. 屈髋,内收,外旋畸形　　　　B. 屈髋,内收,内旋畸形

C. 屈髋,外旋,外展畸形　　　　D. 屈髋,外旋,内旋畸形

E. 外旋,内旋畸形

19. 某男性,18 岁,从单杠上摔下,右膝着地,即感右髋部剧痛,不能活动,查体发现患肢短缩,下肢呈屈曲、内收内旋畸形。其最可能的诊断是:　(　　)

A. 股骨上 1/3 骨折　　　　　　　B. 股骨颈囊内骨折

C. 股骨粗隆间骨折　　　　　　　D. 髋关节脱位

E. 骨盆骨折

20. 髋关节脱位后,患肢不负重的时间是:　　　　　　(　　)

A. 3 个月　　　　　　　　　　　B. 2 个月

C. 1 个月　　　　　　　　　　　D. 半个月

E. 1 周

21. 下列对髋关节脱位病患者的护理,不正确的是:　　(　　)

A. 抬高患肢,以利于静脉回流

B. 疼痛时可遵医嘱给予止痛药

C. 固定期间可进行肌肉收缩及固定范围外的关节活动

D. 向患者讲明复位后固定的重要性,防止习惯性脱位

E. 髋关节脱位手法复位后患者应保持髋关节屈曲内收内旋

三、多项选择题

1. 髋关节后脱位时,下列临床表现正确的有: （ ）
    A. 患肢延长   B. 髋关节屈曲
    C. 髋关节内收   D. 髋关节内旋
    E. 大粗隆上移

2. 下列哪些不是先天性髋关节脱位的病理改变: （ ）
    A. 髋部肌肉、韧带松弛
    B. 髋臼、股骨头、颈和关节囊改变
    C. 髋部的神经血管损伤
    D. 骨盆倾斜
    E. 脊柱畸形

3. 创伤性关节脱位复位成功的标志有: （ ）
    A. 关节被动活动恢复正常   B. 关节面对合正常
    C. 关节面部分对合   D. X 线示关节复位
    E. 骨性标志恢复

4. 关节脱位复位失败的原因有: （ ）
    A. 麻醉不满意,肌肉痉挛   B. 复位方法不正确
    C. 有软组织卡在复位途中   D. 关节有骨折复位不稳定
    E. 关节囊破裂

5. 骨牵引常用的穿刺部位有: （ ）
    A. 颅骨骨板   B. 尺骨鹰嘴
    C. 胫骨结节   D. 股骨髁上
    E. 跟骨

6. 下列髌骨脱位的临床表现中正确的有: （ ）
    A. 推髌试验阳性   B. 恐惧试验阳性
    C. Q 角增大   D. 髌骨研磨试验阳性
    E. 膝关节疼痛

7. 发育性髋关节脱位的分类有: （ ）
    A. 髋臼发育不良   B. 髋关节半脱位
    C. 髋关节脱位   D. 畸形型
    E. 复杂型

8. 肘关节脱位的不正确治疗有: （ ）
    A. 手法复位,肘部绷带包扎,随意活动
    B. 均应手术

    C. 手法复位,石膏托 90°固定 6 周

    D. 手法复位,石膏托 90°固定 3 周

    E. 手法复位次日即开始局部按摩治疗

9. 下列哪些不属于先天性髋关节脱位患儿复位后的固定方法: (   )

    A. 蛙式石膏   B. 人字位石膏

    C. 带蹬吊带   D. 小夹板

    E. 管形石膏

10. 下列哪项符合先天性髋关节脱位: (   )

    A. 患髋的股骨头、髋臼及其周围组织发育异常

    B. 病理改变随着年龄增大而加重

    C. 髋臼变浅,股骨头变小,关节囊等周围韧带松弛

    D. 骨盆、脊柱同时出现继发性畸形

    E. 新生儿弹出试验阳性

11. 造成习惯性脱位的原因有: (   )

    A. 关节囊松弛   B. 韧带松弛

    C. 骨骼附着点撕裂   D. 关节结构不稳定

    E. 关节结构稳定

12. 创伤性关节脱位的治疗原则有: (   )

    A. 复位   B. 固定

    C. 功能锻炼   D. 止痛

    E. 消除肿胀

13. 肘关节后脱位可能合并以下哪些组织损伤: (   )

    A. 肱骨内上髁骨折   B. 正中神经损伤

    C. 尺神经损伤   D. 桡神经损伤

    E. 贵要静脉损伤

14. 下列选项中属于病因分类的关节脱位有: (   )

    A. 创伤性脱位   B. 新鲜脱位

    C. 病理性脱位   D. 开放性脱位

    E. 习惯性脱位

15. 某患者,男性,22 岁,骑自行车时不慎跌倒致左肩部疼痛、肿胀来院就诊, X 线摄片示左肩锁关节脱位Ⅰ型。请从下列选项中为患者选择合适的治 疗方法: (   )

    A. 切开复位张力带固定术   B. 保守治疗

    C. 手法复位后加垫固定   D. 三角巾悬吊 2～3 周

    E. 肩锁关节融合术

16. 参与肩关节活动的关节有：　　　　　　　　　　　（　　）

    A. 肩锁关节　　　　　　　　　　B. 胸锁关节

    C. 肱盂关节　　　　　　　　　　D. 肩胸关节

    E. 以上都是

17. 下列属于肩关节创伤性脱位的有：　　　　　　　　（　　）

    A. 前脱位　　　　　　　　　　　B. 后脱位

    C. 上脱位　　　　　　　　　　　D. 习惯性脱位

    E. 下脱位

18. 肘关节的组成部分包括：　　　　　　　　　　　　（　　）

    A. 肱骨下端　　　　　　　　　　B. 尺骨鹰嘴窝

    C. 桡骨头　　　　　　　　　　　D. 关节囊

    E. 韧带

19. 肘关节脱位复位的标志是：　　　　　　　　　　　（　　）

    A. 肘关节正常活动　　　　　　　B. 疼痛减轻

    C. 肘后三角关系正常　　　　　　D. 肘部可被动屈曲活动

    E. 以上均是

20. 髋关节脱位复位后正确的处理是：　　　　　　　　（　　）

    A. 休息 2 周即可正常活动　　　　B. 牵引 3 周

    C. 拄拐 3 个月　　　　　　　　　D. 应用活血化瘀药物

    E. 随访至少 1 年以上

21. 下列关于先天性髋关节脱位的叙述,正确的有：　　（　　）

    A. 女多于男　　　　　　　　　　B. 右侧多于左侧

    C. 左侧多于右侧　　　　　　　　D. X 线检查应出生 3 个月后进行

    E. 主要病理变化随年龄增长而不同

22. 下列关于先天性髋关节脱位的发病原因的叙述,正确的有：（　　）

    A. 遗传因素

    B. 髋臼发育不良与关节囊韧带松弛

    C. 机械因素

    D. 肥胖

    E. 消瘦

23. 先天性髋关节脱位,1 岁以内的治疗方法有：　　　（　　）

    A. 加用尿布枕

    B. 穿戴连衣袜裤

    C. 使用 Pavlic 吊带

    D. 手法复位和髋关节外展支架的使用

E. 持续牵引复位法

24. 先天性髋关节脱位,4 岁以上常用的手术方式有: （　）

    A. 切开复位术　　　　　　　　　　B. 股骨上端旋转截骨术

    C. Salter 骨盆截骨术　　　　　　　D. Chiari 骨盆内移截骨术

    E. 髋臼形成术 79

25. 先天性髋关节脱位行牵引治疗,有哪些牵引方法: （　）

    A. 皮肤牵引　　　　　　　　　　　B. 股骨髁上骨牵引

    C. 胫骨结节骨牵引　　　　　　　　D. 跟骨牵引

    E. 颌枕牵引

26. 典型性先天性髋关节脱位的主要发病因素为: （　）

    A. 髋臼发育不良　　　　　　　　　B. 股骨颈前倾角增大

    C. 关节囊、韧带松弛　　　　　　　D. 股骨头发育不良

    E. 股骨颈短

27. 关节脱位的特有体征是: （　）

    A. 畸形　　　　　　　　　　　　　B. 弹性固定

    C. 关节盂空虚　　　　　　　　　　D. 疼痛

    E. 活动障碍

28. 下列关节中脱位发生几率较高的有: （　）

    A. 髋关节　　　　　　　　　　　　B. 膝关节

    C. 肩关节　　　　　　　　　　　　D. 肘关节

    E. 踝关节

29. 先天性髋关节脱位站立前期发现下列哪些体征时应考虑有发育性髋关节脱位的可能: （　）

    A. 两侧大腿内侧皮肤皱褶不对称,患侧皮褶加深增多

    B. 患儿会阴部增宽,双侧脱位时更为明显

    C. 患侧髋关节外展受限,蹬踩力量较健侧弱

    D. 患侧肢体短缩

    E. 牵拉患侧下肢时有弹响声或弹响感

30. 先天性髋关节脱位站立前期的临床检查有: （　）

    A. Allis 征　　　　　　　　　　　B. Ortolani 征

    C. Barlow 征　　　　　　　　　　D. B 超检查

    E. X 线检查

31. 先天性髋关节脱位术后行髋人字石膏固定,下列正确的护理措施有: （　）

    A. 保护石膏形状　　　　　　　　　B. 保持石膏清洁干燥

C. 观察肢体血液循环　　　　　　　D. 预防压疮

E. 讲解石膏固定的注意事项

32. 关于先天性髋关节脱位术后功能锻炼，下列叙述正确的有：　　　（　　）

A. 介绍功能锻炼的意义

B. 介绍功能锻炼的方法

C. 指导髋人字石膏固定病人做股四头肌舒缩活动

D. 指导髋人字石膏固定病人做足趾运动

E. 加强健肢关节的全范围活动

四、简答题

1. 发育性髋关节脱位新生儿的临床表现有哪些？

2. 皮牵引和骨牵引的优、缺点各有哪些？

3. 如何保持有效牵引？

4. 什么是肩关节脱位？为什么肩关节容易发生脱位？

5. 哪些患者不可以使用皮牵引？

6. 如何避免牵引过度？

7. 哪种症状说明患者有正中神经损伤？

8. 石膏固定最常见的并发症有哪些？

9. 肘关节脱位常见的护理诊断有哪些？

五、案例分析题

1. 某男性，40岁，由于乘坐公共汽车，左腿搁在右大腿上，突遇车祸，向前冲撞倒地。左髋疼痛，活动障碍。查体：左下肢短缩，呈屈曲、内收、内旋畸形。

（1）最可能的诊断是：　　　　　　　　　　　　　　　　（　　）

A. 左髋关节前脱位　　　　　　B. 左髋关节后脱位

C. 左髋关节中心脱位　　　　　D. 左股骨颈骨折

E. 左股骨粗隆间骨折

（2）最常用的复位方法是：　　　　　　　　　　　　　　（　　）

A. Allis 法　　　　　　　　　B. Hippocarates 法

C. Kocher 法　　　　　　　　D. Milch 法

E. Stimson 法

（3）如果患者有左小腿外侧、后侧及足部麻木，则此患者合并：　（　　）

A. 腰椎间盘突出

B. 腓骨小头骨折致腓总神经损伤

  C. 骨折致坐骨神经损伤

  D. 股骨头脱出致坐骨神经损伤

  E. 梨状肌损伤血肿压迫坐骨神经

2. 某女性,35 岁,步行中后仰跌倒,右手掌撑地伤后 1 小时,右肩部疼痛,不敢活动。检查:右肩方肩畸形,Dugas 征(十)。

 (1) 临床诊断首先考虑: (   )

  A. 右肩周软组织损伤   B. 右肩关节前脱位

  C. 肱骨外科颈骨折   D. 股骨解剖颈骨折

  E. 肩锁关节脱位

 (2) 最常见的合并损伤是: (   )

  A. 关节盂骨折   B. 肱骨大结节撕脱骨折

  C. 腋神经损伤   D. 腋部动静脉损伤

  E. 肱骨干骨折

 (3) 需要对右肩关节做的辅助检查是: (   )

  A. 正位 X 线片   B. 正侧位 X 线片

  C. 正位及穿胸位 X 线片   D. CT

  E. 肩关节镜

3. 某男性,55 岁,因坐车时跷二郎腿,由于急刹车左膝顶在前座后背上受伤 4 小时,左髋痛,不能活动,检查见左下肢屈曲、内收、内旋畸形。

 (1) 该患者的首选治疗为: (   )

  A. 穿丁字鞋卧床   B. 持续皮肤牵引

  C. 持续骨牵引   D. 手法复位后皮牵引固定

  E. 切开复位,坐骨神经探查

 (2) 该患者最可能的诊断为: (   )

  A. 左股骨颈骨折   B. 左股骨粗隆间骨折

  C. 左髋关节前脱位   D. 左髋关节后脱位

  E. 左髋关节中心性脱位

 (3) 如果患者有左小腿外侧、后侧及足部麻木,则此患者合并: (   )

  A. 腰椎间盘突出

  B. 腓骨小头骨折致腓总神经损伤

  C. 骨折致坐骨神经损伤

  D. 股骨头脱出致坐骨神经损伤

  E. 梨状肌损伤血肿压迫坐骨神经

参 考 答 案

一、填空题

1. 畸形　弹性固定　关节空虚　2. 关节囊　韧带　肌肉　3. 方肩
4. 腋神经　腋动脉　坐骨神经　腘动脉　腓总神经　5. 外展　外侧皮
肤　6. 膝关节肿胀　关节腔血肿　7. 双下肢畸形　8. 肘后三角　9. 肩
关节　前脱位　后脱位　10. 屈曲　内收内旋　缩短畸形　11. 轻度屈
髋　过度外展　外旋畸形　12. 完全性　半　13. 前脱位　后脱位　侧
方脱位　爆裂性脱位　骨折脱位　14. 外展　胸壁　对侧肩部　15. 手
法复位　24～48　48～72　16. 股骨头负重区　髋臼顶部　股骨髁上
6～12　17. 神经　血管　坐骨神经　18. 3周　19. 内收内旋　90　3
20. 临床表现　Ortolani 征

二、单项选择题

1. B　2. A　3. C　4. D　5. C　6. B　7. B　8. D　9. C　10. C　11. C
12. A　13. B　14. A　15. C　16. D　17. D　18. B　19. D　20. A
21. E

三、多项选择题

1. BCDE　2. ACDE　3. ABDE　4. ABCD　5. ABCDE　6. ABCD
7. ABCD　8. ABCE　9. ACDE　10. ABCE　11. ABCD　12. ABC
13. ABC　14. ACE　15. BD　16. ABCDE　17. ABCE　18. ABCDE
19. AC　20. BCDE　21. ACDE　22. ABC　23. ABCDE　24. ABCDE
25. ABC　26. AC　27. ABC　28. ABCD　29. ABCDE　30. ABCDE
31. ABCDE　32. ABCDE

四、简答题

1. 发育性髋关节脱位新生儿的临床表现有：

外观与皮纹:髋关节脱位时大腿、小腿与对侧不对称;臀部宽,腹股沟皱纹不对称,患侧短或消失;臀部皱纹亦不相同,患侧升高或多一条;整个下肢短缩,并有轻度外旋位。

股动脉搏动减弱:腹股沟韧带与股动脉交叉点以下一横指可以扪及股动脉,股骨头衬托股动脉搏动强而有力。股骨头脱位后股动脉衬托消失,搏动减弱,检查时需作两侧对比。

2. 皮牵引和骨牵引的优、缺点如下：

	优　点	缺　点
皮牵引	操作简便,病人痛苦小,对肢体损伤小	不能承受太大的重量,一般不超过5 kg
骨牵引	承受力大,时间持久,效果确定,对肌力较大或不稳定的骨折效果较好	需要在骨骼上穿针,病人有痛苦,且会导致感染

3. 保持有效牵引需注意:

(1) 皮牵引时,应防止胶布或绷带松散、脱落。

(2) 骨牵引时应注意拧紧牵引弓的螺母,防止脱落;保持牵引锤悬空、滑轮灵活;适当抬高床尾或床头,牵引绳与患肢长轴平行;病人必须保持正确位置,不能擅自改变体位;不可随意增减牵引重量和放松牵引绳。

4. 肩关节脱位是指肱骨头与肩胛盂发生脱位。肩关节是全身大关节中运动范围最广而结构又最不稳定的一个关节,肱骨头大,关节盂浅而小,肱骨头呈半球形,其面积为盂的 4 倍。肩关节囊薄弱松弛,其前下方组织薄弱,肩关节活动范围大,稳定性差,遭受外力的机会多,故容易发生脱位。

5. 不可以使用皮牵引的患者包括:

(1) 皮肤有创伤、炎症、溃疡、黏膏过敏以及静脉曲张等疾病者,不宜使用。

(2) 对胶布海绵等过敏者,不宜使用。

(3) 肌肉力量强大有力者,不适合使用。

6. 避免牵引过度需要做到:

(1) 定期测量患肢长度。

(2) 牵引一定时间后拍片复查。

(3) 根据牵引部位和患者情况选择适当的牵引重量。

7. 患者有正中神经损伤的症状包括:

(1) 猿手。

(2) 拇指不能对掌。

(3) 桡侧三指半感觉消失。

8. 石膏固定最常见的并发症有:

(1) 骨筋膜室综合征。

(2) 压迫性溃疡。

(3) 关节僵直。

(4) 肌肉萎缩。

(5) 疼痛。

9. 肘关节脱位常见的护理诊断有:

（1）疼痛：与关节脱位引起局部组织损伤及神经受压有关；

（2）躯体移动障碍：与关节脱位、疼痛、制动有关；

（3）有血管、神经受损的危险：与关节移位压迫血管、神经有关；

（4）有皮肤完整性有损的危险：与外固定有关；

（5）知识缺乏：缺乏有关复位后继续治疗及正确功能锻炼的知识。

五、案例分析题

1.（1）B　（2）A　（3）D

2.（1）B　（2）B　（3）C

3.（1）D　（2）D　（3）D

第五章 颈肩痛、腰腿痛

一、填空题

1. 颈椎病是由于颈椎的＿＿＿＿＿＿、＿＿＿＿＿＿及其＿＿＿＿＿＿的损伤退变等原因,刺激或压迫＿＿＿＿＿＿、＿＿＿＿＿＿、＿＿＿＿＿＿、＿＿＿＿＿＿甚至颈段,引起颈、肩、上肢、头面部、胸部的疼痛和其他症状,甚至并发肢体功能丧失等一系列临床症候群。

2. 根据颈椎病的各种症状,临床可以分型为＿＿＿＿＿＿、＿＿＿＿＿＿、＿＿＿＿＿＿、＿＿＿＿＿＿、＿＿＿＿＿＿。

3. 工作中的＿＿＿＿＿＿和＿＿＿＿＿＿易引起颈椎病。

4. 脊髓型颈椎病禁用＿＿＿＿＿＿、＿＿＿＿＿＿及＿＿＿＿＿＿等治疗方法。

5. 脊椎的生理弯曲为＿＿＿＿＿＿、＿＿＿＿＿＿、＿＿＿＿＿＿和＿＿＿＿＿＿。

6. 腰椎牵引术后需卧＿＿＿＿＿＿,休息＿＿＿日后方可下床活动。

7. 腰椎的后部由＿＿＿＿＿＿、＿＿＿＿＿＿、＿＿＿＿＿＿和＿＿＿＿＿＿构成。

8. 腰椎间盘突出易发生在青壮年,且多为＿＿＿＿＿＿。

9. 急性腰扭伤多发于＿＿＿＿＿＿或＿＿＿＿＿＿的暴发力动作中。

10. 腰椎牵引术后改变体位需采用＿＿＿＿＿＿翻身法。

11. 根据椎间盘脱出的位置可分为＿＿＿＿＿＿、＿＿＿＿＿＿或＿＿＿＿＿＿。

12. 椎间盘的作用是＿＿＿＿＿＿和＿＿＿＿＿＿。

13. 颈椎间盘最易发生劳损的部位是＿＿＿＿＿＿。

14. 腰椎的主要活动在＿＿＿＿＿＿之间。

15. 腰背筋膜纤维织炎是因某种原因致腰背部筋膜及肌组织＿＿＿＿＿＿、＿＿＿＿＿＿及＿＿＿＿＿＿,并伴有一系列临床症状者。

二、单项选择题

1. 颈椎管狭窄症经前路手术病人颈部副神经损伤的临床表现为: （   ）
   A. 肩下垂   B. 声音嘶哑

   C. 呼吸困难　　　　　　　　　　　　D. 上睑下垂

   E. 上臂下垂

2. 下列颈肩痛患者健康教育的内容错误的是：　　　　　　　　　　（　　）

   A. 教会患者牵引、推拿、按摩的方法

   B. 教会患者牵引、推拿、按摩的注意事项

   C. 工作中定时改变姿势

   D. 睡眠时用软床，注意睡眠姿势

   E. 冬天主要颈肩部保暖

3. Horner 征阳性提示：　　　　　　　　　　　　　　　　　　　（　　）

   A. C5、C6 神经节前损伤　　　　　　　B. C5、C6 神经节后损伤

   C. C7 神经损伤　　　　　　　　　　　D. C8、T1 神经节前损伤

   E. C8、T1 神经节后损伤

4. 对脊髓型颈椎病最有意义的检查是：　　　　　　　　　　　　　（　　）

   A. 正侧位 X 线片了解椎间隙是否狭窄

   B. 侧位 X 线片了解椎间孔有无缩小

   C. 侧位过伸过屈位 X 线片

   D. 脊髓碘油造影

   E. 颈椎 MRI

5. C8 神经根受压时不会出现的症状是：　　　　　　　　　　　　（　　）

   A. 前臂尺侧疼痛　　　　　　　　　　B. 小指感觉减退

   C. 屈腕力弱　　　　　　　　　　　　D. 拇指对掌力弱

   E. 手指夹指力弱

6. 颈椎病发生和发展的最基本原因是：　　　　　　　　　　　　　（　　）

   A. 颈椎骨折　　　　　　　　　　　　B. 颈椎脱位

   C. 颈椎间盘退行性变　　　　　　　　D. 颈椎间盘突出

   E. 颈椎间盘脱出

7. 最易发生颈椎病的职业为：　　　　　　　　　　　　　　　　　（　　）

   A. 长久站立者　　　　　　　　　　　B. 久坐者

   C. 长久伏案工作者　　　　　　　　　D. 体力劳动者

   E. 脑力劳动者

8. 椎动脉型颈椎病的主要症状是：　　　　　　　　　　　　　　　（　　）

   A. 头痛　　　　　　　　　　　　　　B. 颈项强直

   C. 视觉改变　　　　　　　　　　　　D. 眩晕

   E. 低热

9. 颈椎病 X 线拍片所特有的体位为：　　　　　　　　　　　　　（　　）

A. 正侧位
B. 切线位
C. 左右斜位
D. 轴线位
E. 后前位

10. 正常人颈椎管与椎体的矢状径比值是： （　　）
A. 大于 0.75
B. 小于 0.75
C. 大于 0.65
D. 小于 0.65
E. 大于 0.85

11. 下列哪项不是神经根型颈椎病的特点： （　　）
A. 压痛点较固定于颈棘突部
B. 牵引疗法加重症状
C. X 线平片显示主要为生理曲线消失
D. 多有肌肉痉挛
E. 非手术治疗反应较佳,大多可治愈

12. 下列哪项是脊髓型颈椎病的特点： （　　）
A. 患者年龄大多小于 45 岁
B. 多应尽早手术治疗
C. 肌肉萎缩严重,可超过 C4 平面
D. 多无自主神经症状
E. 起病和发展迅速

13. 脊柱椎管最狭窄的部位是： （　　）
A. C5～C6 平面
B. T1～T2 平面
C. 骶管
D. L5～L6 平面
E. T4～T5 椎体平面

14. 某患者,男性,40 岁。主诉:颈肩部疼痛及僵硬,向上肢放射,单侧或双侧上肢麻木、感觉过敏、无力或有放电样串痛,当咳嗽、喷嚏、颈部活动时加重。该病人所患颈椎病分型为： （　　）
A. 神经根型颈椎病
B. 脊髓型颈椎病
C. 椎动脉型颈椎病
D. 交感神经型颈椎病
E. 颈型颈椎病

15. 某患者,女性,54 岁,颈肩痛伴左手麻木加重 2 个月,咳嗽时明显,左手做精细动作困难,检查:颈部活动受限,压颈试验阳性,左侧神经根牵拉试验阳性,左手肌肉萎缩,左手握力明显减弱,大拇指及前臂感觉减退,肱三头肌腱反射减弱。该患者的诊断考虑为： （　　）
A. 肩周炎
B. 胸廓出口综合征
C. 颈肌筋膜炎
D. 神经根型颈椎病

E. 肌肉萎缩型侧索硬化症

16. 某患者,男性,40 岁,软件工程师。近 3 个月来觉头晕,颈部酸胀感,有转头猝倒史,内科治疗无效,来骨科就诊。如患者还有双下肢无力症状,还应行的检查是: （　　）

A. 颈椎 X 线平片　　　　　　B. 颈椎 CT

C. 颈椎 MRI　　　　　　　　D. 头颅 MRI

E. 颈椎 MRA

17. 某患者,男性,60 岁。半年来双下肢沉重感,走路无力,右腿明显,无头痛、头晕。查体:颈部无明显压痛。臂丛牵拉试验阳性,双侧膝踝反射亢进,右膝髌阵挛阳性,右侧 Babinski 征阳性。应考虑的治疗是: （　　）

A. 颌枕吊带牵引　　　　　　B. 注射激素

C. 按摩　　　　　　　　　　D. 手术治疗

E. 围领和颈托

18. 某患者,男性,63 岁。眩晕 6 个月,有交感神经症状,曾发生猝倒,上下肢肌腱发射正常,旋颈试验(＋),X 线平片显示钩椎关节骨质增多。最可能的诊断是: （　　）

A. 神经根型颈椎病　　　　　B. 脊髓型颈椎病

C. 椎动脉型颈椎病　　　　　D. 颈型颈椎病

E. 混合型颈椎病

19. 某患者,男性,60 岁。双下肢无力半年,右腿明显,近 2 个月步态不稳,右手不能扣纽扣,无外伤史,无发热。查体:颈背部无明显压痛,两上肢前臂、手与上臂尺侧皮肤感觉均减退,右侧尤其明显,四肢肌张力增高,肱二头肌反射减弱,肱三头肌反射亢进,双侧膝踝反射亢进,右髌阵挛阳性,右 Babinski 征阳性。应考虑的治疗是: （　　）

A. 枕颌吊带牵引　　　　　　B. 激素治疗

C. 痛点封闭　　　　　　　　D. 手术

E. 颈托围领

20. 某患者,男性,50 岁,颈肩部疼痛 1 年,出现拇指麻木 1～5 个月,查体:肱二头肌肌力下降,约 4 级。入院诊断为神经根型颈椎病。该患者首先应该采取的治疗是: （　　）

A. 手术行前路椎间盘摘除术

B. 手术行颈椎后路椎板切除减压术

C. 卧床休息,颈颌枕吊带牵引

D. 消炎镇痛药物

E. 理疗

21. 下列表现不属于腰椎间盘突出症的是： （ ）

    A. 腰痛在伤后即发   B. 坐骨神经痛多为单侧

    C. 腰腿痛多在休息后减轻   D. 直腿抬高试验阳性

    E. 腰腿痛与腹内压增加无关

22. 坐骨神经痛不会累及： （ ）

    A. 臀部   B. 大腿后侧

    C. 腘窝部   D. 小腿内侧

    E. 足背部

23. 腰椎间盘突出症病人出现鞍区麻木，大小便功能障碍，系突出的椎间盘压
迫了： （ ）

    A. 脊髓   B. 脊髓圆锥

    C. 马尾神经   D. S1 神经根

    E. S2 神经根

24. 腰椎间盘突出症的主要症状是： （ ）

    A. 腰痛   B. 腰和臀部痛

    C. 腰和大腿前方痛   D. 坐骨神经痛

    E. 腰痛和坐骨神经痛

25. 腰椎间盘突出症诊断的主要依据是： （ ）

    A. 临床表现   B. X 线拍片

    C. 脑脊液检查   D 奎克试验

    E. 椎管造影

26. 腰椎间盘突出症最重要的体征是： （ ）

    A. 椎间隙压痛

    B. 椎旁压痛

    C. 直腿抬高试验（＋）

    D. 直腿抬高试验（＋），加强试验（＋）

    E. 腰椎侧突畸形

27. 下列哪种检查对腰椎间盘突出症的诊断和治疗最有意义： （ ）

    A. 腰椎正侧位片检查   B. 腰椎管造影检查

    C. 腰椎 CT 和 MRI 检查   D. 腰椎体层射片检查

    E. 椎间盘造影检查

28. 下列哪项检查对确诊腰椎间盘突出症最有意义： （ ）

    A. 腰椎体层射片检查   B. 腰椎平片

    C. 腰椎管造影检查   D. 腰穿检查

    E. ECT

29. 腰椎间盘突出症中发病率最高的节段是： （ ）
   A. L1～L2 和 L2～L3　　　　　　　B. L2～L3 和 L3～L4
   C. L3～L4 和 L4～L5　　　　　　　D. L4～L5 和 L5～S1
   E. L5～S1 和 S1～S2

30. 腰椎管狭窄症的主要临床表现是： （ ）
   A. 腰肌痉挛　　　　　　　　　　　B. 压痛明显
   C. 弯腰时疼痛剧烈　　　　　　　　D. 间歇性跛行
   E. Lasegue 征阳性

31. 腰椎椎管狭窄症不会出现以下哪个症状： （ ）
   A. 腰痛　　　　　　　　　　　　　B. 间歇性跛行
   C. 步行后腿痛　　　　　　　　　　D. 佝偻
   E. 活动后下肢麻木、无力

32. 腰椎间盘突出症的最好发节段是： （ ）
   A. T12～L1　　　　　　　　　　　B. L3～L4
   C. L5～S1　　　　　　　　　　　　D. L2～L3
   E. L4～L5

33. 首次急性发作的腰椎间盘突出症的治疗方法应首选： （ ）
   A. 完全卧床，同时行牵引治疗
   B. 卧床休息，可适量活动
   C. 予镇痛药物治疗，必要时局部封闭
   D. 推拿按摩，适当锻炼腰部肌肉
   E. 手术治疗，摘除髓核，解除压迫

34. 通常哪一个椎间盘突出能使跟腱反射改变： （ ）
   A. L2～L3　　　　　　　　　　　　B. L3～L4
   C. L4～L5　　　　　　　　　　　　D. L5～S1
   E. S1～S2

35. 与椎间小关节损伤引起腰腿痛有直接相关的神经是： （ ）
   A. 脊神经前支　　　　　　　　　　B. 马尾神经
   C. 脊神经末支　　　　　　　　　　D. 脊神经后支
   E. 返神经

36. L4～L5 椎间盘突出，最常受累的神经根是： （ ）
   A. L2　　　　　　　　　　　　　　B. L3
   C. L4　　　　　　　　　　　　　　D. L5
   E. S1

37. 腰椎间盘突出症术后护士对病人进行健康教育鼓励其早期活动，术后早

期活动的优点不包括： （　　）

A. 有利于减少肺部并发症

B. 有利于减少下肢静脉血栓形成

C. 有利于减少腹胀的发生

D. 有利于减少尿潴留的发生

E. 有利于减少切口感染的机会

38. 适用于腰椎间盘突出症的牵引是： （　　）

A. 骨牵引　　　　　　　　　　B. 皮肤牵引

C. 骨盆带牵引　　　　　　　　D. 骨盆悬吊牵引

E. 枕颌带牵引

39. 腰椎间盘最常见的突出和退变间隙依次排列为： （　　）

A. L3～L4、L5～S1、L4～L5

B. L3～L4、L4～L5、L5～S1

C. L5～S1、L4～L5、L3～L4

D. L4～L5、L5～S1、L3～L4

E. L4～L5、L3～L4、L5～S1

40. 下列关于腰腿痛的叙述中,不正确的是： （　　）

A. 局部疼痛多有明确的压痛点

B. 牵涉痛部位较模糊,伴有神经损害的体征

C. 放射痛是神经根损害的表现,有较典型的感觉、运动、反射损害的体征

D. 局部疼痛封闭治疗有效

E. 疼痛主要可分为局部疼痛、牵涉痛、放射痛等

三、多项选择题

1. 颈肩痛患者的健康教育的内容包括： （　　）

A. 教会患者及家属有关颈肩痛防治知识

B. 教会患者牵引、推拿、按摩的方法及注意事项

C. 鼓励患者增强自信心,学会自我照顾,同时指导家属科学地照顾患者,给予心理支持

D. 工作中定时改变姿势,做颈部及上肢活动

E. 睡眠时用硬板床,注意睡眠姿势

2. 颈椎病习惯上分为以下几种类型： （　　）

A. 神经根型　　　　　　　　　B. 脊髓型

C. 交感型　　　　　　　　　　D. 椎动脉型

E. 颈动脉型

3. 关于颈椎病手术治疗,下列叙述正确的有: （　　）

    A. 非手术治疗无效,反复发作者需手术治疗

    B. 脊髓型颈椎病常需手术治疗

    C. 椎管狭窄者一般行前路手术

    D. 后路手术以减压为主,一般不行髓核摘除

    E. 前路手术多同时行植骨融合稳定脊柱

4. 关于脊髓型颈椎病的叙述,正确的有: （　　）

    A. 主要病因是中央型髓核突出、椎体后缘骨赘及后纵韧带钙化等

    B. 常发生于下颈椎

    C. 早期表现为颈痛

    D. 病情加重后表现为自上向下的上运动神经元瘫痪症状

    E. 突然牵拉患肢可发生剧烈的闪电样锐痛

5. 颈椎的稳定结构包括: （　　）

    A. 椎间盘　　　　　　　　　　B. 前后纵韧带

    C. 项韧带　　　　　　　　　　D. 黄韧带

    E. 横突间韧带

6. 颈椎病前路手术最危急的并发症是呼吸困难,常见原因有: （　　）

    A. 输液滴速过快

    B. 切口内出血压迫气管

    C. 喉头水肿

    D. 术中损伤脊髓或移植骨块松动、脱落后压迫气管

    E. 术前未进行气管食管推移训练

7. 颈椎病术后护理措施包括: （　　）

    A. 保持有效的气体交换

    B. 观察有无喉返、喉上神经损伤的迹象

    C. 促进病人感觉和运动功能的恢复

    D. 肺部感染等并发症的预防和护理

    E. 预防跌倒

8. 颈椎病术后为保持有效的气体交换,应除外下列哪些护理措施: （　　）

    A. 备好吸痰装置和气管切开包

    B. 给予吸氧

    C. 密切观察病情

    D. 减慢输液滴速

    E. 限制陪客人数

9. 颈椎前路手术应观察伤口情况,如出现下列哪些症状,应警惕局部血肿: （ ）

    A. 伤口渗血多   B. 颈部增粗

    C. 颈部肿胀   D. 呼吸困难

    E. 烦躁不安

10. 颈椎前路手术术后颈部制动的措施有: （ ）

    A. 颈托固定   B. 头颈胸石膏固定

    C. 禁止咳嗽及打喷嚏   D. 枕颌带或颅骨牵引

    E. 大沙袋放在两侧颈肩部

11. 颈椎病术后,如病人出现饮水时呛咳,应该: （ ）

    A. 少量多次饮水   B. 大口大口饮水

    C. 进食稀粥烂面等易消化食物   D. 尽量进食稠厚食物

    E. 及时汇报医生

12. 颈椎病术后应密切观察哪些方面: （ ）

    A. 病人心理变化   B. 呼吸

    C. 手术局部情况   D. 伤口引流情况

    E. 血压体温的变化

13. 颈椎病术后健康教育包括: （ ）

    A. 经常变化体位   B. 选择较高的枕头

    C. 保持正常的姿势   D. 颈部保持屈曲位

    E. 加强颈部及四肢功能锻炼

14. 颈椎病的病因有: （ ）

    A. 颈椎间盘退行性变   B. 损伤

    C. 直接暴力   D. 颈椎先天性椎管狭窄

    E. 遗传

15. 关于颈椎间盘退变后叙述,正确的有: （ ）

    A. 椎间隙狭窄   B. 关节囊松弛

    C. 脊柱活动时稳定性下降   D. 黄韧带、后纵韧带增生钙化

    E. 颈段脊柱不稳定

16. 神经根型颈椎病体格检查时可见: （ ）

    A. 患侧颈部肌痉挛   B. 肩部上耸

    C. 病程长者可有上肢肌萎缩   D. 斜方肌、三角肌等处有压痛

    E. 患肢上举、外展、后伸有不同程度受限

17. 神经根型颈椎病的 X 线平片显示为: （ ）

    A. 颈椎生理前凸消失   B. 椎间隙变窄

C. 椎体前、后缘骨质增生　　　　　　D. 钩椎关节、关节突关节增生

E. 椎间孔狭窄

18. 脊髓型颈椎病中,脊髓受压的主要原因有： （　）

A. 中央后突之髓核　　　　　　　　　B. 椎体后缘骨赘

C. 增生肥厚的黄韧带　　　　　　　　D. 钙化的后纵韧带

E. 肿瘤

19. 脊髓型颈椎病的临床表现包括： （　）

A. 以侧束、锥体束损害表现突出　　　B. 颈痛不明显

C. 四肢乏力　　　　　　　　　　　　D. 步态不稳

E. 持物不稳

20. 交感神经型颈椎病的交感神经抑制症状有： （　）

A. 头昏、眼花　　　　　　　　　　　B. 胃肠胀气

C. 流泪、鼻塞　　　　　　　　　　　D. 心动过缓

E. 血压下降

21. 椎动脉型颈椎病的病因有： （　）

A. 颈椎横突孔增生狭窄

B. 上关节突明显增生肥大

C. 颈椎退变后稳定性下降

D. 颈部活动时椎间关节产生过度移动而牵拉椎动脉

E. 颈交感神经兴奋,反射性地引起椎动脉痉挛

22. 颈椎病的非手术治疗方法有： （　）

A. 颌枕带牵引　　　　　　　　　　　B. 颈托固定

C. 推拿、按摩和理疗　　　　　　　　D. 自我保健

E. 药物治疗

23. 颈椎病的自我保健疗法有： （　）

A. 工作中定时改变姿势　　　　　　　B. 做颈部轻柔活动

C. 做上肢活动　　　　　　　　　　　D. 睡眠时用平板床

E. 枕头高度适当,不让头部过伸或过屈

24. 颌枕带牵引的优点有： （　）

A. 解除肌痉挛

B. 增大椎间隙

C. 减少椎间盘压力

D. 减轻对神经根的压力和对椎动脉的刺激

E. 使嵌顿于小关节内的滑膜皱襞复位

25. 颈椎病术后护理评估的内容包括： （　）

A. 手术的种类

B. 病人的生命体征，尤其是呼吸情况

C. 手术切口有无出血、肿胀和引流情况

D. 肢体感觉、活动情况

E. 大小便情况

26. 颈椎病的手术目的有： （ ）

A. 切除对脊髓、神经造成压迫的组织、骨赘、椎间盘、韧带

B. 椎管扩大

C. 脊髓和神经得到充分减压

D. 通过植骨、内固定颈椎融合，稳定颈椎

E. 减轻病人的主观症状

27. 颈椎病术后如局部出现血肿，相应的处理措施有： （ ）

A. 立即通知医生　　　　　　B. 协助医生拆除颈部缝线

C. 迅速去除血肿　　　　　　D. 必要时气管切开

E. 使用呼吸兴奋剂

28. 颈椎之间的连接有以下哪些特点： （ ）

A. 椎体间有五个关节相连

B. 后纵韧带在颈段较宽，其中部厚而坚实

C. 颈椎间盘正后方突出较多

D. 颈部后纵韧带退变和钙化比胸腰段多见

E. 颈部棘上韧带特别坚强

29. 颈脊柱的活动特点有： （ ）

A. 头的屈伸活动在寰枕关节

B. 旋转在寰枢关节

C. 颈部屈伸主要发生在下颈段

D. 某节段活动受限后，相邻节段一定会产生关节、椎间盘及韧带的变性

E. 颈脊柱是脊柱活动范围最大的一个节段

30. C5～T1 脊神经的皮肤支配分配区包括： （ ）

A. 上肢外侧为 C5 支配区　　　B. 拇指为 C6 支配区

C. 示中指为 C7 支配区　　　　D. 环小指为 C8 支配区

E. 上臂内侧为 T1 支配区

31. 关于腰椎滑脱，下列正确的有： （ ）

A. 退行性滑脱又称真性滑脱，腰椎的后结构完整，但关节突关节退变明显

B. 崩裂性滑脱好发于 L5 的椎弓峡部

C. 退行性滑脱常并存腰椎或骶椎异常结构性因素

　　D. 男性多于女性

　　E. 检查时双髂棘连线大于双股骨大粗隆间连线

32. 关于腰椎压痛点的描述,下列正确的有:　　　　　　　　　　（　　）

　　A. 棘上或棘间韧带劳损压痛点在该棘突表面或两相邻棘突间

　　B. 第三腰椎横突综合征压痛点在横突尖端

　　C. 臀肌筋膜炎时压痛点多在髂嵴内下方

　　D. 腰肌劳损的压痛点在腰段骶棘肌中外侧缘

　　E. 腰骶韧带劳损的压痛点在腰骶椎与髂后上棘之间

33. 腰腿痛的病因有:　　　　　　　　　　　　　　　　　　　（　　）

　　A. 创伤　　　　　　　　　　　　　　B. 炎症

　　C. 肿瘤　　　　　　　　　　　　　　D. 劳累

　　E. 退变

34. 腰腿痛的常见疼痛性质有:　　　　　　　　　　　　　　　　（　　）

　　A. 局部疼痛　　　　　　　　　　　　B. 牵涉痛

　　C. 放射痛　　　　　　　　　　　　　D. 感应痛

　　E. 反射痛

35. 关于腰椎管狭窄的叙述,正确的有:　　　　　　　　　　　　（　　）

　　A. 临床上以在腰椎管狭小的基础上椎管结构退行性变所致的最多见

　　B. L2 和 L3 部位最多见

　　C. 弯腰和腰椎后凸时症状常加重

　　D. 神经性间歇性跛行是其特点

　　E. 常常症状轻而体征重

36. 关于中央型腰椎管狭窄,叙述正确的有:　　　　　　　　　　（　　）

　　A. 严重的症状和客观的体征不符

　　B. 腰椎前屈一般不受影响

　　C. 直腿抬高试验阳性

　　D. 括约肌功能障碍多见

　　E. 常反射减弱,踝反射消失

37. 可刺激或压迫马尾神经、腰神经根而出现相应的症状和体征的原因有:

　　　　　　　　　　　　　　　　　　　　　　　　　　　　（　　）

　　A. 腰椎管狭窄　　　　　　　　　　　B. 腰椎小关节退变

　　C. 腰椎小关节增生　　　　　　　　　D. 腰椎外伤

　　E. 腰椎软组织损伤

38. 关于腰椎间盘突出的分型和治疗,叙述正确的有:　　　　　　（　　）

　　A. 膨出型纤维环有部分破裂,保守治疗大多可愈合

    B. 突出型纤维环完全破裂,常需手术治疗

    C. 脱出游离型髓核游离于椎管内,症状一般不明显,可行保守治疗

    D. Schmorl 结节临床只有腰痛症状,一般需手术治疗解除症状

    E. 经骨突出型一般不需手术治疗

39. 关于腰椎间盘突出中坐骨神经痛,叙述正确的有:　　　　　　　　（　　　）

    A. 典型症状是从下腰部向臀部、大腿内侧、小腿内侧放射

    B. 早期出现感觉迟钝,后期出现感觉过敏

    C. 神经根受刺激是主要原因之一

    D. 髓核对神经根的压迫使神经根水肿,引起坐骨神经痛

    E. 高位腰椎间盘突出也可引起坐骨神经痛

40. 腰腿痛患者的健康教育的内容包括:　　　　　　　　　　　　　（　　　）

    A. 有脊髓受压时佩戴腰围 3～6 个月

    B. 患者睡眠时应卧硬板床

    C. 患者行走和站立时应抬头、挺胸、收腹

    D. 患者坐位时应身体靠向椅背,并在腰部垫一靠枕

    E. 长时间站立或坐位时经常改变体位

41. 腰椎管狭窄的患者常进行哪些检查:　　　　　　　　　　　　　（　　　）

    A. 腰部正侧位 X 线拍片　　　　　　B. 腰穿及椎管造影

    C. CT 及 CTM 检查　　　　　　　　D. MRI 检查

    E. 其他(如肌电图检查等)

42. 腰背部锻炼方式有:　　　　　　　　　　　　　　　　　　　　（　　　）

    A. 五点式　　　　　　　　　　　　B. 四点式

    C. 三点式　　　　　　　　　　　　D. 飞燕式

    E. 以上都不对

43. 有助于腰椎间盘突出症诊断的方法有:　　　　　　　　　　　　（　　　）

    A. CT　　　　　　　　　　　　　　B. MRI

    C. X 线平片　　　　　　　　　　　D. 脊髓造影

    E. 肌电图

44. 腰椎间盘突出症的处理原则有:　　　　　　　　　　　　　　　（　　　）

    A. 止痛　　　　　　　　　　　　　B. 减轻对椎间盘的压力

    C. 减轻对神经的压迫　　　　　　　D. 改善局部循环

    E. 改善肌痉挛

45. 腰椎间盘突出症术后的功能锻炼包括:　　　　　　　　　　　　（　　　）

    A. 四肢关节的活动　　　　　　　　B. 直腿抬高的练习

    C. 腰背肌锻炼　　　　　　　　　　D. 行走训练

　　E. 股四头肌等长收缩锻炼

46. 腰椎间盘突出症术后主要的潜在并发症包括：　　　　　　（　　）

　　A. 脑脊液漏出　　　　　　　　　B. 感觉运动障碍

　　C. 尿潴留　　　　　　　　　　　D. 感染

　　E. 压疮

47. 腰椎间盘突出症的临床表现有：　　　　　　　　　　　　（　　）

　　A. 腰痛和坐骨神经痛

　　B. 马尾神经受压综合征

　　C. 大小便和性功能障碍以及感觉、肌力和腱反射改变

　　D. 腰椎活动受限，腰椎侧凸和前凸

　　E. 直腿抬高试验及加强试验阳性

48. 妊娠引起椎间盘突出症的原因有：　　　　　　　　　　　（　　）

　　A. 体重增加　　　　　　　　　　B. 盆腔充血明显

　　C. 下腰部组织充血明显　　　　　D. 各种组织结构相对松弛

　　E. 腰骶部承受的重力增加

49. 上腰段椎间盘突出症较少见，其发生多存在下列哪些因素：　（　　）

　　A. 脊柱滑脱　　　　　　　　　　B. 病变间隙原有异常

　　C. 先天性疾病　　　　　　　　　D. 强大的直接暴力

　　E. 过去有脊柱骨折或脊柱融合病史

50. 腰椎间盘突出症的病理分型有：　　　　　　　　　　　　（　　）

　　A. 膨隆型　　　　　　　　　　　B. 突出型

　　C. 脱垂游离型　　　　　　　　　D. Schmorl 结节及经骨突出型

　　E. 混合型

51. 腰椎间盘突出症引起坐骨神经痛的原因有：　　　　　　　（　　）

　　A. 破裂的椎间盘组织产生化学性物质的刺激

　　B. 自身免疫反应使神经根发生炎症

　　C. 突出的髓核压迫或牵张已有炎症的神经根

　　D. 受压的神经根缺血

　　E. 细菌感染

52. 腰椎间盘突出症的体征有：　　　　　　　　　　　　　　（　　）

　　A. 腰椎侧凸　　　　　　　　　　B. 腰部活动受限

　　C. 腰痛及骶棘肌痉挛　　　　　　D. 直腿抬高试验及加强试验（＋）

　　E. 神经系统表现异常

53. 腰椎间盘突出症的病人的神经系统异常表现有哪些：　　　（　　）

　　A. 感觉异常　　　　　　　　　　B. 痛觉过敏

C. 肌力下降　　　　　　　　　　　D. 肌张力增高

E. 反射异常

54. 腰椎间盘突出症的 X 线片上出现哪些情况提示退行性改变：　　　（　　）

A. 脊柱侧凸　　　　　　　　　　　B. 椎体边缘增生

C. 椎间隙变窄　　　　　　　　　　D. 骨质疏松

E. 骨质破坏

55. 腰椎间盘突出症病人结合 X 线、CT、MRI 等方法，能准确作出哪些方面的

诊断：　　　　　　　　　　　　　　　　　　　　　　　　　　　（　　）

A. 病变间隙　　　　　　　　　　　B. 突出方向

C. 突出物大小　　　　　　　　　　D. 神经受压情况

E. 主要引起症状部位

56. 腰椎间盘突出症常与哪些以腰痛为主要表现的疾病相鉴别：　　　（　　）

A. 腰椎劳损

B. 第三腰椎横突综合征

C. 椎弓根峡部不连与脊柱滑脱症

D. 棘间韧带损伤

E. 腰椎结核或肿瘤

57. 腰椎间盘突出症常与哪些以坐骨神经痛为主要表现的疾病进行鉴别：

（　　）

A. 梨状肌综合征　　　　　　　　　B. 腰椎肿瘤或结核

C. 盆腔炎症　　　　　　　　　　　D. 坐骨神经炎

E. 盆腔肿瘤

58. 腰椎间盘突出症的治疗方法有：　　　　　　　　　　　　　　　（　　）

A. 非手术治疗　　　　　　　　　　B. 经皮髓核切吸术

C. 单纯髓核摘除术　　　　　　　　D. 切开复位内固定术

E. 微外科技术

59. 腰椎间盘突出症非手术治疗的适应证是：　　　　　　　　　　　（　　）

A. 年轻病人　　　　　　　　　　　B. 初次发作者

C. 病程较短者　　　　　　　　　　D. 休息后症状可自行缓解者

E. X 线检查无椎管狭窄

60. 腰椎间盘突出症行持续牵引的优点有：　　　　　　　　　　　　（　　）

A. 可使椎间隙增宽　　　　　　　　B. 减少椎间盘内压

C. 扩大椎管容量　　　　　　　　　D. 减轻对神经根的刺激及压迫

E. 孕妇、高血压、心脏病病人均可使用

四、简答题

1. 腰椎间盘突出症患者使用腰围的目的是什么?

2. 试述颈椎牵引术的作用机理。

3. 腰椎间盘起哪些作用?

4. 试述颈椎病手术治疗的适应证和禁忌证。

5. 腰椎间盘突出症的手术指征是什么?

6. 颈椎病术后康复训练的方法有哪些?

7. 试述腰椎间盘突出症常用的保守治疗方法。

8. 腰背部肌群功能锻炼的方法有哪些?

五、案例分析题

1. 某患者,男性,25 岁。3 天前抬重物扭伤腰部。服用芬必得,卧床休息腰痛无缓解,出现右腿麻木,右直腿抬高 40°～50°阳性,加强试验阳性。经检查诊断为 L4～L5 椎间盘突出症。

(1) 该患者此时较合适的处理是: （　　）

    A. 佩戴腰围活动　　　　　　　　B. 经皮椎间盘手术

    C. 卧床并腰背肌功能锻炼　　　　D. 卧硬板床,床头牵引

    E. 经皮椎间盘注射激素

(2) 根据患者的病情,查体下列哪一项阳性发现一定有: （　　）

    A. 小腿前内侧和足的外侧感觉减退

    B. 足趾屈肌力减弱　　　　　　　C. 膝反射减退

    D. 踝反射减退　　　　　　　　　E. 肛门反射减退

(3) 该患者的病情和急性腰扭伤相鉴别的要点是: （　　）

    A. 有无急性扭伤病史

    B. 腰部有无压痛及固定压痛点

    C. 该患者查体时在压痛点叩击时疼痛常可减轻

    D. 该患者在压痛部位按压时常可激发坐骨神经痛

    E. 急性腰扭伤患者有骶棘肌痉挛症状

(4) 该患者休息 1 个月后病情好转,下列哪项预防措施是错误的: （　　）

    A. 避免长期久坐　　　　　　　　B. 坚持弯腰训练

    C. 加强腰背肌肌肉锻炼　　　　　D. 使用腰围

    E. 定期行理疗、推拿、按摩

(5) 该患者经半年保守治疗,症状无明显缓解,右小腿前侧和内侧痛觉明显减退,伸肌肌力 2 级,椎管造影示 L4～L5 椎间盘突出,压迫硬膜

囊,腰神经根袖套未显影。应选择下列哪种治疗: （　　）
A. 麻醉下推拿　　　　　　　　B. 椎间盘内注射泼尼松龙
C. 服用中药、理疗、牵引　　　　D. 髓核摘除,神经根松解
E. 全椎板减压术

2. 某患者,男性,60 岁。双下肢无力半年,右腿明显,近 2 个月步态不稳,右手不能扣纽扣,无外伤史,无发热。体格检查:颈背部无明显压痛,两上肢前臂、手与上臂尺侧皮肤感觉均减退,右侧尤其明显,四肢肌张力增高,肱二头肌反射减弱,肱三头肌反射亢进,双侧膝踝反射亢进,右髌阵挛阳性,右 Babinski 征阳性。

　(1) 该患者最可能的诊断为: （　　）
　　　A. 脑缺血性中风　　　　　　B. 颈部软组织损伤
　　　C. 颈椎间盘突出　　　　　　D. 颈椎结核
　　　E. 周围神经炎

　(2) 该患者最有助于鉴别诊断的辅助检查为: （　　）
　　　A. 颈椎 X 线片　　　　　　　B. 颈段断层摄片
　　　C. 肌电图　　　　　　　　　D. 颈段 MRI
　　　E. 核素扫描

　(3) 该患者根据体格检查确定病变节段为: （　　）
　　　A. C3～C4　　　　　　　　B. C4～C5
　　　C. C5～C6　　　　　　　　D. C6～C7
　　　E. C7～T1

　(4) 该患者应考虑的治疗方案是: （　　）
　　　A. 颈枕吊带牵引　　　　　　B. 激素治疗
　　　C. 痛点局封　　　　　　　　D. 手术
　　　E. 颈托围领

3. 某患者,女性,35 岁。半年前弯腰提重物时突然腰痛,并向右大腿扩散,当时检查腰椎凸向左。

　(1) 该患者可诊断为: （　　）
　　　A. 腰椎结核　　　　　　　　B. 腰椎类风湿性关节炎
　　　C. 棘间韧带损伤　　　　　　D. 腰椎间盘突出
　　　E. 腰椎管狭窄

　(2) 现阶段治疗中不必采取的方法是: （　　）
　　　A. 卧硬板床休息　　　　　　B. 理疗
　　　C. 口服镇痛药物　　　　　　D. 痛点封闭
　　　E. 手术治疗

(3) 近半个月来,右侧腰腿痛加重,外出按摩后,左下肢也出现类似症状,小便困难,此时最有效的治疗方法是： （　　）

  A. 卧床休息　　　　　　　　　B. 手术治疗

  C. 按摩推拿　　　　　　　　　D. 痛点封闭

  E. 理疗

4. 某患者,男性,56 岁。双下肢无力半年,右侧明显,近 2 个月步态不稳,右手不能扣纽扣,无外伤史,无发热。体格检查:颈背部无明显压痛,两上肢前臂、手及上臂尺侧皮肤感觉减退,右侧尤其明显,四肢肌张力增高,肱二头肌反射亢进,双侧膝踝反射亢进,右髌阵挛阳性,右 Babinski 征阳性。

(1) 该患者最可能的诊断是： （　　）

  A. 颈椎肿瘤　　　　　　　　　B. 颈椎病

  C. 颈椎结核　　　　　　　　　D. 脑卒中

  E. 颈神经根炎

(2) 根据体格检查,确定病变节段为： （　　）

  A. C5～C6　　　　　　　　　　B. C6～C7

  C. 臂丛神经　　　　　　　　　D. C4～C5

  E. C7～T1

(3) 最有助于鉴别诊断的辅助检查为： （　　）

  A. 颈段 X 线断层摄片　　　　　B. 肌电图

  C. 颈椎 X 线检查　　　　　　　D. 颈段 MRI

  E. 核素扫描

(4) 应考虑的治疗是： （　　）

  A. 激素治疗　　　　　　　　　B. 推拿按摩治疗

  C. 颈枕吊带牵引　　　　　　　D. 手术

  E. 颈托围领

(5) 本病的致病因素是： （　　）

  A. 细菌感染　　　　　　　　　B. 变态反应

  C. 退行性改变　　　　　　　　D. 病毒感染

  E. 高血压

(6) 下列哪项对该患者最不利： （　　）

  A. 枕头过高　　　　　　　　　B. 头过度后伸

  C. 长时间低头伏案写作　　　　D. 颈部突然前后摆动

  E. 牵引

5. 某患者,男性,59 岁,因"摔伤致四肢活动受限 2 小时"来院就诊,门诊拟诊为"颈椎后纵韧带骨化、脊髓中央综合征"收住院。入院时患者双上肢肌力 3 级,双下肢肌力为 0 级。患者既往体健,在全麻下行颈椎后路单开门椎管扩大成型＋钢板固定术,术后双上肢肌力 3 级,双下肢肌力 1 级,予补液抗炎、激素冲击及营养支持等治疗。

(1) 该患者脊髓神经功能的观察要点有: （　　）

    A. 肢体活动　　　　　　　　B. 肢体感觉

    C. 四肢肌力　　　　　　　　D. 疼痛

    E. 肿胀

(2) 脊髓损伤常表现有: （　　）

    A. 胸段脊髓损伤表现为截瘫

    B. 颈段脊髓损伤表现为四肢瘫

    C. 上颈椎损伤的四肢瘫均为痉挛性瘫痪

    D. 下颈椎损伤的四肢瘫均为弛缓性瘫痪

    E. 以上说法均正确

(3) 颈椎病术后护理措施包括: （　　）

    A. 保持有效地气体交换

    B. 观察有无喉返、喉上神经损伤的迹象

    C. 促进患者感觉和运动功能的恢复

    D. 肺部感染等并发症的预防和护理

    E. 预防跌倒

(4) 颈椎病术后为保持有效的气体交换,应除外下列哪些护理措施:

（　　）

    A. 备好吸痰装置和气管切开包

    B. 给予吸氧

    C. 密切观察病情

    D. 减慢输液滴速

    E. 限制陪客人数

参 考 答 案

一、填空题

1. 骨关节　椎间盘　周围软组织　颈神经根　椎动脉　颈部交感神经　脊髓　2. 颈型颈椎病　神经根型颈椎病　椎动脉型颈椎病　交感神经型颈椎病　脊髓型颈椎病　3. 不良姿势　疲劳　4. 牵引　推拿　按摩　5. 颈椎前凸　胸椎后凸　腰椎前凸　骶椎后凸　6. 硬板床　3　7. 椎板

横突　棘突　关节突　**8.** 体力劳动者　**9.** 弯腰抬重物　突然扭转身体
10. 轴线　**11.** 中央型　侧突型　后侧型　**12.** 缓冲外力　吸收震荡
13. 第5～6颈椎　**14.** 腰骶　**15.** 水肿　渗出　纤维性变

二、单项选择题

1. A　**2.** D　**3.** D　**4.** E　**5.** D　**6.** C　**7.** C　**8.** D　**9.** C　**10.** A　**11.** E

12. B　**13.** A　**14.** A　**15.** D　**16.** C　**17.** D　**18.** C　**19.** D　**20.** C

21. E　**22.** D　**23.** C　**24.** E　**25.** A　**26.** D　**27.** D　**28.** C　**29.** D

30. D　**31.** D　**32.** C　**33.** E　**34.** D　**35.** D　**36.** D　**37.** E　**38.** C

39. D　**40.** B

三、多项选择题

1. ABCDE　**2.** ABCD　**3.** ABDE　**4.** AB　**5.** ABCDE　**6.** CDE

7. ABCD　**8.** ABC　**9.** ABCD　**10.** ABDE　**11.** DE　**12.** BCD

13. ACE　**14.** ABD　**15.** ABCDE　**16.** ABCDE　**17.** ABCDE

18. ABCD　**19.** ABCDE　**20.** ABCDE　**21.** ABCDE　**22.** ABCDE

23. ABCDE　**24.** ABCDE　**25.** ABCDE　**26.** ABCD　**27.** ABCD

28. ABDE　**29.** ABCE　**30.** ABCDE　**31.** BD　**32.** ABCDE　**33.** ABCE

34. ABCDE　**35.** ADE　**36.** ABE　**37.** ABC　**38.** ABE　**39.** CD

40. ABCDE　**41.** ABCDE　**42.** ABCD　**43.** ABCD　**44.** ABCDE

45. ABCD　**46.** ABC　**47.** ABCDE　**48.** BCDE　**49.** ABE　**50.** ABCD

51. ABCD　**52.** ABCDE　**53.** ACE　**54.** ABC　**55.** ABCDE

56. ABCDE　**57.** ACE　**58.** ABCE　**59.** ABCDE　**60.** ABCD

四、简答题

1. 腰椎间盘突出症患者使用腰围的目的是：

（1）制动作用：限制腰椎屈曲等运动，协助腰背肌限制一些不必要的前屈动作，让损伤的腰椎间盘得以局部充分休息。

（2）卧床和牵引后的患者开始下床时佩戴腰围可以使腰椎曲线保持较好的状态。

（3）腰围可以用于腰椎间盘突出症轻型或恢复期的患者作为腰背支架；也可以用于卧床休息患者作为牵引等辅助治疗；还可以用于治疗其他腰背部疼痛的疾患。

2. 颈椎牵引术的作用机理是：

（1）限制颈椎活动，有利于组织充血、水肿的消退。

（2）解除颈部肌肉痉挛，从而减少对椎间盘的压力。

（3）增大椎间隙和椎间孔，使神经根所受的刺激和压迫得以缓和，神经根与周围组织的粘连也可能得以松解。

（4）缓冲椎间盘组织向周缘的压力,并有利于已经向外突出的纤维环组织消肿。

（5）使扭曲于横突孔间的椎动脉得以伸张。

（6）牵开被嵌顿的小关节滑膜。

3. 腰椎间盘的作用有：

（1）联结上下腰椎椎体,并使椎体之间有一定的活动度。

（2）保持腰段的高度。

（3）维持脊柱的生理曲线。

（4）维持椎间孔及侧方小关节的大小和距离。

（5）使椎体表面承受相同的压力。

（6）缓冲作用。

4.（1）颈椎病手术治疗的适应证为：

① 颈椎间盘突出经非手术治疗后根性疼痛仍未缓解,严重影响生活及工作者。

② 颈椎病经积极的非手术治疗后,根性症状未缓解且继续加重者。

③ 脊髓型颈椎病经非手术治疗无明显疗效者。

④ 颈椎病经非手术治疗有效,但反复发作者。

⑤ 引起多次颈源性眩晕、晕厥或猝倒者。

⑥ 颈椎病椎体前方骨赘引起食道或喉返神经受压症状者。

（2）颈椎病手术治疗的禁忌证为：

① 有严重的心血管疾患或肝肾功能不良者。

② 年迈体衰者。

③ 有严重的神经官能症者。

5. 腰椎间盘突出症的手术指征有：

（1）病史超过 3 个月,严格保守治疗无效或保守治疗有效,但经常复发且疼痛较重者。

（2）首次发作,但疼痛剧烈,尤以下肢症状明显,病人难以行动和入眠,处于强迫体位者。

（3）合并马尾神经受压表现。

（4）出现单根神经根麻痹,伴有肌肉萎缩、肌力下降。

（5）合并椎管狭窄者。

6. 颈椎病术后康复训练的方法有：

（1）卧床时保持良好睡姿:卧床不用戴颈托,取侧卧或仰卧,仰卧位时枕头的高度为其本人的拳头高度,侧卧时枕头的高度应为一侧肩膀的宽度,要保持颈部轴线翻身。

（2）术后预防颈部外伤：尤其应防止在乘车急刹车时颈部前后剧烈晃动引起损伤。所以，在出院乘车回家时，最好应平卧在车上，戴好颈托。

（3）四肢功能锻炼：上肢的锻炼，包括肩臂腕的活动以及握拳练习，还有手的精细动作的训练，如穿针、拿筷子、系衣扣等，或者通过健身球的练习增强手的力量和灵活性。下肢的锻炼，包括股四头肌的收缩练习、踢腿、抬腿等动作的练习，病人也可在家属和陪护人员的陪同或搀扶下练习行走，以增强下肢力量，尽早恢复下肢（行走）功能。

（4）颈项肌锻炼：在佩带颈托下，应当渐渐开始进行颈背项肌的锻炼。这样有益于改善（增进）颈项部肌肉的血液循环，改善颈部劳损等症状，同时可防止项背肌的废用性萎缩，增进肌肉力量的恢复，特别是颈椎后路手术病人，应当长期坚持锻炼

（5）保持正确工作体位：应避免过于低头，尤其是"埋头"工作的人，应隔时调整颈部姿势，并适当抬头活动颈部肌肉。

（6）远期功能锻炼：每周应定期进行全身锻炼，如打太极拳、散步等。在复诊后病情允许的情况下，可以参加游泳，同时注意防寒保暖。

7. 年轻、初次发作或病程较短者、症状较轻或休息后症状可自行缓解者或影像学检查无明显椎管狭窄者，常用的保守治疗方法有：

（1）绝对卧床休息。

（2）牵引治疗：采用骨盆牵引，可以增加椎间隙宽度，减少椎间盘内压，椎间盘突出部分回纳，减轻对神经根的刺激和压迫。

（3）理疗和推拿、按摩。

（4）药物治疗。

8. 进行腰背部肌群功能锻炼，以提高腰背部肌肉的力量，增强脊柱稳定性、灵活性、耐久性。

（1）五点支撑法：取仰卧位，屈膝。吸气，用头、双肘及双足作撑点，弓形撑起肩、背、腰、臀及下肢，使脊柱处于过伸位，尽可能抬高至最高幅度后，呼气，还原。重复 15～20 次。

（2）三点支撑法：仰卧屈膝，双臂置于胸前，吸气，头及双足撑起全身，使全身离床，呈弓形，呼气，还原。

（3）挺胸法：取仰卧位，两腿伸直并拢，屈肘，同时向上挺腰，呼气，还原。

（4）头胸后伸法：俯卧位，双上肢置于体侧，吸气，抬头挺胸，双臂后伸，使头、颈、胸及双下肢离床，呼气，还原。

（5）飞燕法：俯卧位，吸气，头、颈、胸及双下肢同时抬高，两臂后伸，仅腰部着床，使身体呈反弓形，呼气，还原。

五、案例分析题

1. (1) D　(2) A　(3) D　(4) B　(5) D

2. (1) C　(2) D　(3) C　(4) D

3. (1) D　(2) E　(3) B

4. (1) B　(2) B　(3) D　(4) D　(5) C　(6) D

5. (1) ABC　(2) ABC　(3) ABCD　(4) ABC

第六章　人工关节置换术

一、填空题

1. 人工髋关节置换的类型有＿＿＿＿＿＿＿＿＿＿＿＿＿＿、＿＿＿＿＿＿＿＿＿＿＿＿＿＿＿＿＿＿、＿＿＿＿＿＿＿＿＿＿和＿＿＿＿＿＿＿＿＿＿＿＿＿＿。

2. 作为人工关节的材料,应有很好的＿＿＿＿＿＿＿＿和＿＿＿＿＿＿＿＿。

3. 常用的关节置换植入材料有＿＿＿＿＿＿＿、＿＿＿＿＿＿和＿＿＿＿＿＿三种。

4. 人工关节假体固定的方式有＿＿＿＿＿＿＿＿和＿＿＿＿＿＿＿＿。

5. 髋关节置换术常见的手术入路有＿＿＿＿＿＿＿＿＿、＿＿＿＿＿＿和＿＿＿＿＿＿。

6. 人工髋关节置换术后当24小时引流量小于＿＿＿＿＿＿＿ml即予拔管;当引流液流速过快,大于＿＿＿＿＿＿＿ml时应通知主刀医生,必要时予＿＿＿＿＿＿＿观察。

7. ＿＿＿＿＿＿＿是髋关节置换术后最严重的并发症。

8. ＿＿＿＿＿＿＿是全髋关节翻修手术的主要适应证。

9. ＿＿＿＿＿＿＿是人体最大、解剖复杂、对运动功能要求最高的关节。

10. 人工膝关节假体按限制可分为＿＿＿＿＿＿＿＿＿、＿＿＿＿＿＿＿＿和＿＿＿＿＿＿＿三类。

11. ＿＿＿＿＿＿＿术能较好地保留膝关节运动功能和本体感觉。

12. 旋转袖功能正常的患者适合＿＿＿＿＿＿＿人工肩关节置换术。

13. 肩袖失去功能或缺乏骨性支持而无法修复的患者可考虑使用＿＿＿＿＿＿人工肩关节置换术。

14. 人工肩关节置换术后预防假体脱位的体位是患肢外展＿＿＿＿＿＿＿(度),前屈＿＿＿＿＿＿＿(度)。

15. 全踝关节置换是由＿＿＿＿＿＿＿、＿＿＿＿＿＿和＿＿＿＿＿＿组成。

16. 加速康复外科(enhanced recovery after surgery,ERAS)是采用＿＿＿＿＿＿＿＿＿＿＿＿＿＿＿＿＿＿＿＿＿＿＿＿＿,减少＿＿＿＿＿＿＿＿＿＿＿＿＿＿＿＿＿＿＿＿＿＿＿＿＿＿,减少并发症,提高＿＿＿＿＿＿＿＿＿＿＿＿＿＿＿＿＿＿＿＿＿和＿＿＿＿＿＿＿＿＿＿＿＿＿＿＿＿＿,从而达到加速康复的目的。

17. ERAS在髋、膝关节置换术(THA/TKA)中的重点在于＿＿＿＿＿＿＿＿

_____和_____,包括

_____、_____、

_____、_____,以

及优化引流管、尿管和止血带的应用等。

18. _____和_____是目前评估 ERAS 方案是否成功的两大主要标准。

19. 针对有手术指征拟入院行髋.膝关节置换术的老年病人,常规监测血压.血糖变化情况,高血压病人控制目标为_____mmHg,糖尿病病人空腹血糖控制在_____mmol/L 之间;术前与营养科共同进行营养测评,制定营养方案,术前白蛋白纠正为_____g/L。

20. 行髋、膝关节置换术加速康复管理流程的患者,术后疼痛管理应用_____、_____、_____、_____"四位一体"的原则。

21. 尽管关于快速康复关节外科的相关因素很多,但是其核心是"四无"管理:_____、_____、_____、_____。

22. 静脉血栓栓塞症(VTE)包括_____和_____。

23. 美国胸科医师学会(ACCP)于_____年___月发布了第 10 版《静脉血栓栓塞(VTE) 抗栓治疗指南》(ACCP-10)。

24. 深静脉血栓形成(DVT)的三大因素为_____、_____、_____。

25. ACCP-10 抗栓指南对于近端 DVT 或 PE 患者,推荐_____个月抗凝治疗。

26. 典型肺栓塞"三联征"为_____、_____、_____。

27. 骨科大手术围手术期 DVT 形成的高发期是术后_____小时内。

28. 骨科大手术后凝血过程持续激活可达___周,术后 VTE 的危险性可持续___个月。

29. 在 PTE 的临床表现中,无论是否合并呼吸困难,_____样胸痛都是 PTE 最常见的临床表现。

二、单项选择题

1. 骨关节炎中最明显的症状是: ( )
   A. 肿胀　　　　　　　　　　B. 疼痛
   C. 畸形　　　　　　　　　　D. 功能障碍
   E. 关节弹响

2. 关于人工髋关节置换术后发生脱位的原因,叙述错误的是: ( )

A. 软组织张力不平衡　　　　　　　　　B. 假体位置安装不当

C. 术后不恰当的功能锻炼　　　　　　　D. 髋臼缘与股骨假体颈的撞击

E. 术后感染

3. 下列哪项不是 Harris 评分的内容：　　　　　　　　　　　　（　　）

A. 疼痛　　　　　　　　　　　　　　　B. 功能

C. 关节活动　　　　　　　　　　　　　D. 睡眠

E. 畸形

4. 下列哪项是人工肩关节融合术的禁忌证：　　　　　　　　　（　　）

A. 保守治疗无效的肩关节感染　　　　　B. 不可恢复的肩关节麻痹

C. 严重的肩袖损伤　　　　　　　　　　D. 对侧肩关节融合术后

E. 冻结肩

5. 下列选项中,不属于人工肩关节融合术适应证的是：　　　　　（　　）

A. 通过手术或其他康复手段无法恢复同侧手、腕、肘的有效功能

B. 不可恢复的肩关节麻痹

C. 严重的肩袖损伤

D. 各种不适合行关节置换术的肩关节炎

E. 肩关节置换术失败后的补救措施

6. 初次人工膝关节置换术最常用的皮肤切口是：　　　　　　　（　　）

A. 前正中切开　　　　　　　　　　　　B. 内侧直接切开

C. 外侧直接切开　　　　　　　　　　　D. 左侧横切口

E. 右侧横切口

7. 诊断 TKA 感染的标准方法是：　　　　　　　　　　　　　　（　　）

A. 磁共振　　　　　　　　　　　　　　B. CT

C. 穿刺抽吸　　　　　　　　　　　　　D. X 摄片

E. 抽血化验

8. 膝关节镜手术过程中最常见的并发症为：　　　　　　　　　（　　）

A. 出血　　　　　　　　　　　　　　　B. 关节软骨损伤

C. 半月板损伤　　　　　　　　　　　　D. 脂肪垫损伤

E. 交叉韧带损伤

9. 关节镜手术后最常见的并发症为：　　　　　　　　　　　　（　　）

A. 关节感染　　　　　　　　　　　　　B. 关节血肿

C. 血栓性静脉炎　　　　　　　　　　　D. 液体外溢和筋膜间综合征

E. 滑膜疝和滑膜窦道

10. 下列哪项是膝关节镜的禁忌证：　　　　　　　　　　　　　（　　）

A. 关节活动明显受限　　　　　　　　　B. 膝关节通风结晶体

    C. 膝关节结核   D. 化脓性关节炎

    E. 骨性关节炎

11. 下列哪项不是人工髋关节置换的适应证：   （   ）

    A. 原发性或继发性骨关节炎   B. 类风湿关节炎

    C. 臀部肌力不足   D. 创伤性骨性关节炎

    E. 成人股骨头无菌性坏死

12. 某男性，40 岁，矿工，左膝疼痛半年余，尤其在上下楼梯时有关节"交锁"感。查体：股四头肌萎缩，关节外侧有压痛，回旋挤压时有咔嗒声；X 线检查：轻度退行性变。为进一步确诊，最佳选择方法是：   （   ）

    A. CT 检查   B. MRI 检查

    C. 关节镜检查   D. 关节造影

    E. 超声检查

13. 髋关节置换术后患者下床使用助行器时的注意事项中，错误的是：（   ）

    A. 紧握手把时，手肘关节弯曲呈 45°

    B. 每次使用前，检查橡皮头及螺丝有无变形或损坏

    C. 第一次下床使用，须有医护人员在旁指导

    D. 行走前先站稳，步伐不宜过大，眼睛向前看不宜向下看

    E. 避免地面潮湿、光线不足

14. 膝关节置换术后神经并发症中主要为下列哪个神经的损伤：   （   ）

    A. 股神经   B. 腓总神经

    C. 腋神经   D. 臂丛神经

    E. 桡神经

15. 肘关节置换的适应证，不包括：   （   ）

    A. 类风湿关节炎   B. 双肘关节强直

    C. 创伤性关节炎   D. 神经源性骨关节病

    E. 肘关节成形术失败

16. 实施 ERAS 的核心环节是：   （   ）

    A. 术前宣教   B. 液体管理

    C. 血液管理   D. 疼痛控制

    E. 术后恶心、呕吐的预防

17. THA 和 TKA 术中维持平均动脉压（MAP）在多少，可明显减少术野出血，而不影响患者认知功能及脑氧代谢平衡，不造成重要器官的缺血缺氧损害？   （   ）

    A. 40～50 mmHg   B. 50～60 mmHg

    C. 60～70 mmHg   D. 70～80 mmHg

E. 90～100 mmHg

18. 对于手术时间长、术中出血量多、同期双侧 THA 和 TKA 术后发生尿潴留的风险高,应安置导尿管预防尿潴留,但不应该超过: ( )

 A. 12 小时   B. 24 小时   C. 36 小时

 D. 72 小时   E. 48 小时

19. ERAS 相关指南建议麻醉诱导前多长时间饮用含碳水化合物清饮料 5 ml/kg,总量 300 ml,可减轻病人口干和饥饿感,并在一定程度上缓解焦虑,以及减少麻醉诱导后发生的低血压: ( )

 A. 2 小时   B. 4 小时   C. 6 小时

 D. 8 小时   E. 12 小时

20. 全身麻醉患者预防术后恶心、呕吐的体位是: ( )

 A. 术后保持头高 30°～40°,脚高 30°的预防体位

 B. 术后保持头高 40°～50°,脚高 40°的预防体位

 C. 术后保持头高 30°～40°,脚高 40°的预防体位

 D. 术后保持头高 40°～50°,脚高 30°的预防体位

 E. 术后保持头高 50°～60°,脚高 30°的预防体位

21. 行髋膝关节置换术加速康复的患者在手术日进行输液管理,可以避免大量液体进入组织间隙,降低心肺并发症,限制性补液量为: ( )

 A. <1 000 ml   B. <1 500 ml   C. <2 000 ml

 D. <2 500 ml   E. <500 ml

22. 氨甲环酸在髋关节置换术中局部应用的推荐剂量为: ( )

 A. 4～5 g   B. 3～4 g   C. 2～3 g

 D. 1～2 g   E. 0.5 g

23. 膝关节置换术切开皮肤前(不用使用止血带者)或松止血带前 5～10 分钟使用氨甲环酸 15～20 mg/kg 或 1 g 静脉滴注完毕,同时关闭切口前使用氨甲环酸局部应用的剂量为: ( )

 A. 4～5 g   B. 3～4 g   C. 2～3 g

 D. 1～2 g   E. 0.5 g

24. 下列有关静脉血栓栓塞症(VTE)的叙述,不正确的是: ( )

 A. 肺动脉的机械堵塞和肺血管痉挛是栓塞后发生肺动脉高压的基础

 B. DVT 和 PTE 常同时并存

 C. PTE 患者很少发生肺梗死

 D. 引起 PTE 的血栓多来源于下肢远端深静脉

 E. 恶性肿瘤是 VTE 发生的一个重要危险因素

25. 目前认为,下列哪项不属于 VTE 发生的危险因素: ( )

A. 骨折   B. 酗酒   C. 高龄

D. 吸烟   E. 肥胖

26. 严重下肢动脉缺血所致的肢体冰冷,不应采用下列哪项处理: (   )

A. 给予扩血管药物   B. 低分子肝素抗凝

C. 高温暖足   D. 穿棉袜子保暖

E. 可采用动脉造影明确动脉病变的程度和范围

27. 以下哪项不是血栓病的预防内容: (   )

A. 控制体重   B. 减少户外活动

C. 戒烟限酒   D. 合理膳食

E. 锻炼身体

28. 下列说法中不正确的是: (   )

A. 由可逆性因素导致的初发肺栓塞,推荐至少应用华法林治疗 3 个月

B. 对于不明原因的初发肺栓塞,推荐至少应用华法林抗凝治疗 6～12 个月

C. 对于大部分再次发生的不明原因的 PE 患者推荐无限期抗凝

D. 华法林抗凝治疗剂量根据 INR 进行调整,INR 目标值为 2.5(2.0～3.0)

E. 施行 THA、TKA 及髋部周围骨折手术患者,药物预防时间最少 7 日

29. VTE 药物预防的相对禁忌证是: (   )

A. 骨筋膜间室综合征

B. 近期颅内出血、胃肠道出血病史

C. 急性颅内损害或肿物

D. 血小板计数减少至(20～100)×10^9/L

E. 类风湿视网膜病,有眼底出血风险者

30. 在 DVT 的诊断中是,血栓发生在小腿肌肉静脉丛时出现阳性的是: (   )

A. Babinski 征   B. Oppenheim 征

C. Gordon   D. Hoffmann 征

E. Homans 试验

31. 维生素 K 拮抗剂华法林,虽然可降低 VTE 的发生风险,但有增加出血风险的趋势,而且其显效慢,半衰期长。如果应用该药物,则在手术前多长时间使用: (   )

A. 14 天   B. 7 天   C. 10 天

D. 20 小时   E. 24 小时

三、多项选择题

1. 关于人工髋关节置换,下列说法错误的是: ( )

　A. 60 岁,股骨头坏死,髋关节破坏,屈曲畸形,可行人工髋关节置换术

　B. 年轻病人的粗隆间粉碎性骨折,可行人工关节置换治疗

　C. 老年股骨颈头下型骨折,身体状况良好,可一期行人工髋关节置换术

　D. 化脓性髋关节炎可在清创的同时行人工髋关节置换术

　E. 青少年股骨头骨骺滑脱,可行人工关节置换治疗

2. 关节成型术(包括人工关节置换术)治疗类风湿关节炎和强直性脊柱炎的
适应证包括: ( )

　A. 关节破坏严重、功能障碍,不宜做关节融合术

　B. 关节已骨性或纤维性强直

　C. 关节周围皮肤条件及肌肉力量好

　D. 病变基本静止,血沉接近正常

　E. 病人一般情况好,无心肺等功能障碍

3. 目前国内外常用的 Harris 评分标准内容包括: ( )

　A. 疼痛　　　　　　　　　　B. 功能

　C. 关节活动度　　　　　　　D. 畸形

　E. 对康复锻炼的相关知识的掌握

4. 关节镜手术后的并发症有: ( )

　A. 关节血肿　　　　　　　　B. 血栓性静脉炎

　C. 关节感染　　　　　　　　D. 液体外溢和筋膜间综合征

　E. 滑膜疝和滑膜窦道

5. 膝关节镜手术的禁忌证包括: ( )

　A. 膝关节周围感染　　　　　B. 骨质疏松

　C. 关节活动明显受限　　　　D. 凝血机制异常者

　E. 血红蛋白低下

6. 下列哪些为人工肩关节置换术的禁忌证: ( )

　A. 神经性疾病导致的肩部肌肉完全瘫痪

　B. 有活动性感染

　C. 精神异常、衰老、未控制酒精中毒或不能配合者

　D. 肱骨近端肿瘤者

　E. 肩肱关节的神经营养性疾病

7. 人工肩关节置换术后,体位护理正确的有: ( )

　A. 半卧位时,患侧用三角巾悬吊保护固定于中立位,上臂下垂屈肘 90°

B. 侧卧位时,应向患侧卧位,屈肘 90°,压迫防止出血

C. 站立时用三角巾悬吊固定,保持肩关节中立位

D. 麻醉未清醒前去枕平卧头偏向一侧,保持术侧肩关节中立位上抬高

E. 术后患侧上臂放置于软枕,抬高以利消肿

8. 行人工肩关节置换术前,需评估肩关节的局部情况包括:　　　　(　)

A. 需置换的肩关节病损过程及治疗　　　B. 肩关节的活动度

C. 疼痛程度　　　　　　　　　　　　D. 关节稳定性

E. 三角肌及肩袖的功能

9. 人工肩关节置换手术的目的有:　　　　　　　　　　　　(　)

A. 治愈疾病　　　　　　　　　　　　B. 解除疼痛

C. 稳定关节　　　　　　　　　　　　D. 重建功能

E. 以上都对

10. 为预防人工膝关节术后假体松动,可进行下列健康教育:　　(　)

A. 术后两个月避免坐矮椅

B. 体胖者劝其减肥

C. 为最大限度发挥关节功能,可进行跑跳活动

D. 避免背重物

E. 防止膝关节假体承受过度应力

11. 人工全膝关节术的适应证有:　　　　　　　　　　　　　(　)

A. 膝关节各种炎症性关节炎

B. 胫骨高位截骨术失败后的骨性关节炎

C. 膝关节创伤性关节炎

D. 老年人的髌骨关节炎

E. 股骨下端良性肿瘤

12. 全髋关节置换术的手术适应证有:　　　　　　　　　　　(　)

A. 股骨头无菌性坏死晚期

B. 骨关节炎或退行性关节炎晚期

C. 髋关节部位的骨肿瘤

D. 先天性髋关节脱位所致髋关节疼痛

E. 陈旧性股骨颈骨折不愈合

13. 人工全膝关节置换的禁忌证包括:　　　　　　　　　　　(　)

A. 膝关节各种炎症性关节炎

B. 胫骨高位截骨术失败后的骨性关节炎

C. 全身和局部的任何活动性感染

D. 膝关节周围肌肉瘫痪

E. 膝关节已长时间融合于功能位,没有疼痛和畸形等症状

14. 肩关节融合常见的手术方式有: （　　）

A. 关节内融合　　　　　　　　　B. 关节外融合

C. 加压融合　　　　　　　　　　D. 关节内外融合

E. 以上全是

15. 人工全膝关节置换术后的早期并发症有: （　　）

A. 血栓形成　　　　　　　　　　B. 栓塞

C. 感染　　　　　　　　　　　　D. 假体松动

E. 骨折

16. 人工肩关节置换术的禁忌证包括: （　　）

A. 急性感染　　　　　　　　　　B. 慢性感染

C. 神经源性关节病　　　　　　　D. 三角肌功能缺如

E. 严重疼痛引起活动受限

17. 人工肩关节置换术的主要并发症有: （　　）

A. 感染　　　　　　　　　　　　B. 肩盂假体的松动

C. 肱骨骨折　　　　　　　　　　D. 肩关节不稳定

E. 晚期肩袖的撕裂

18. TKA 感染后的治疗方法包括: （　　）

A. 抗生素抑制疗法　　　　　　　B. 保留假体清创术

C. 切除性关节成形术　　　　　　D. 膝关节融合术

E. 一期或二期再植入术和截肢术

19. 关节镜根据视向不同,可分为: （　　）

A. 0°　　　　　　　　　　　　　B. 30°

C. 50°　　　　　　　　　　　　D. 70°

E. 90°

20. 髋关节置换术后使用抗血栓压力带的注意事项包括: （　　）

A. 正确测量膝下 15 cm 小腿周径,选择合适的型号,穿戴注意松紧度

B. 使用中注意下肢血运情况

C. 穿戴期间勤剪脚趾甲,避免刮伤压力带

D. 评估腿部皮肤情况,如有溃疡、坏疽、皮炎等暂不使用

E. 抗血栓压力带建议 24 小时穿戴

21. 关节镜除诊断性检查外,还可用于: （　　）

A. 关节软骨损伤的处理　　　　　B. 辅助关节置换手术

C. 滑膜切除　　　　　　　　　　D. 游离体摘除

E. 骨关节病的清理

22. 膝关节镜手术有哪些并发症：　　　　　　　　　　　　　　　（　　）

    A. 筋膜间隔综合征　　　　　　　　　B. 关节内血肿

    C. 血栓性静脉炎　　　　　　　　　　D. 感染

    E. 止血带麻痹

23. 下列哪些是人工肩关节置换术后的并发症：　　　　　　　　　（　　）

    A. 出血　　　　　　　　　　　　　　B. 脂肪栓塞

    C. 感染　　　　　　　　　　　　　　D. 关节脱位、半脱位

    E. 假体松动

24. 人工髋关节手术后需要特别观察的专科内容包括：　　　　　　（　　）

    A. 警惕休克　　　　　　　　　　　　B. 警惕血管神经损伤

    C. 警惕脂肪栓塞　　　　　　　　　　D. 警惕血栓形成

    E. 警惕感染

25. 人工踝关节置换病人，下列体位摆放正确的有：　　　　　　　（　　）

    A. 术后去枕平卧 6 小时　　　　　　　B. 患肢外展 20°～30°中立位

    C. 软枕抬高患肢 30 cm　　　　　　　D. 观察患肢末梢血运、感觉、运动

    E. 手术当日尽量减少搬动病人的次数

26. 下列措施中可预防踝关节置换术后感染的有：　　　　　　　　（　　）

    A. 术前仔细备皮，避免皮肤擦伤　　　B. 术前晚和术中给予有效抗生素

    C. 保持伤口敷料干燥　　　　　　　　D. 保持引流通畅，缩短置管时间

    E. 术后使用有效抗生素 7～14 天

27. 踝关节置换术后早期的并发症有：　　　　　　　　　　　　　（　　）

    A. 深部感染　　　　　　　　　　　　B. 假体松动

    C. 疼痛　　　　　　　　　　　　　　D. 反应性交感神经营养不良

    E. 伤口愈合不良

28. 踝关节置换术后除进行股四头肌等长收缩运动外还应做以下运动：

　　　　　　　　　　　　　　　　　　　　　　　　　　　　　　（　　）

    A. 脚趾屈曲与背伸运动　　　　　　　B. 臀收缩运动

    C. 直腿抬高运动　　　　　　　　　　D. 平衡负重练习

    E. 踝关节主动屈伸运动

29. 人工踝关节置换术前护理评估的内容包括：　　　　　　　　　（　　）

    A. 健康史

    B. 行人工踝关节置换的踝关节局部情况

    C. 全身情况

    D. 辅助检查

    E. 心理-社会支持状况

30. 人工踝关节置换术后手术情况的评估包括：　　　　　　　　　　（　　　）

  A. 人工踝关节假体的类型　　　　　B. 术中出血

  C. 补液、输血情况　　　　　　　　D. 对疼痛的耐受程度

  E. 有无并发症

31. 在纠正 THA 和 TKA 术前缺铁性贫血和减少术后异体输血方面，安全有效的治疗手段是：　　　　　　　　　　　　　　　　　　　　（　　　）

  A. 铁剂

  B. 促红细胞生成素（erythropoietin，EPO）

  C. 叶酸

  D. 维生素 B_{12}

  E. 输注 MAP

32. ERAS 成功实施的关键是减少出血，减少创伤反应，术中血液管理尤为重要，包括：　　　　　　　　　　　　　　　　　　　　　　　　　（　　　）

  A. 控制性降压　　　　　　　　　　B. 严格微创化操作

  C. 术中血液回输　　　　　　　　　D. 应用抗纤溶药物

  E. 输注代血浆液体

33. Meta 分析表明，THA 和 TKA 术后安置引流管并不能缓解疼痛和减少局部炎症反应，还会影响关节早期功能锻炼和增加感染风险。不安置引流管的指征包括：　　　　　　　　　　　　　　　　　　　　　（　　　）

  A. 采用微创操作技术、关节囊内操作或无关节囊外操作及畸形矫正

  B. 严重关节畸形矫正者

  C. 出血少

  D. 创面渗血明显

  E. 伤口出血多

34. 髋膝关节置换术加速康复流程管理中需要安置导尿管的指征：　　（　　　）

  A. 手术时间＞1 小时，手术失血超过 3% 或＞250 ml

  B. 手术时间＞1.5 小时，手术失血超过 5% 或＞300 ml

  C. 同期单侧 THA 和 TKA

  D. 同期双侧 THA 和 TKA

  E. 手术时间＞2 小时，手术失血超过 4% 或＞350 ml

35. 加速康复关节置换术的临床疗效评价，应采用常用的评分系统，在术后不同时期（短期随访、中期随访和远期随访）进行评价。这些评分系统包含的内容主要涉及：　　　　　　　　　　　　　　　　　　　　（　　　）

  A. 疼痛评估　　　　　　　　　　　B. 畸形评估

  C. 功能评估　　　　　　　　　　　D. 影像学评估

E. 深静脉血栓风险评估

36. 在 THA/TKA 加速康复中保证输液安全的重要内容包括：（　　）

    A. 开放性的补充液体

    B. 常规维持液体出入平衡

    C. 及时纠正潜在的液体失衡

    D. 动态评估，适当增加或减少输液量，维持机体内环境稳定

    E. 常规输注代血浆制品

37. 国际公认的预防术后恶心、呕吐的指南中，推荐使用的药物包括：（　　）

    A. 地塞米松　　　　　　　　　　B. 倍他米松

    C. 甲基泼尼松龙　　　　　　　　D. 昂丹司琼

    E. 胃复安

38. 下肢深静脉血栓形成急性期的表现为：（　　）

    A. 突发全下肢肿胀　　　　　　　B. 浅静脉明显曲张

    C. 患肢皮温降低，呈青紫色　　　D. 小腿剧痛，患足不能着地踏平

    E. 患肢小腿和足背可出现水疱

39. 全膝关节置换术后易发生下肢深静脉血栓，预防措施包括：（　　）

    A. 注意观察患肢肿胀情况及末梢血循情况

    B. 穿弹力袜

    C. 做踝泵运动

    D. 下肢予 CPM 机被动运动

    E. 必要时予抗凝剂

40. 关于骨盆骨折并发 DVT 说法，正确的有：（　　）

    A. 患者长时间卧床导致下肢静脉瘀滞

    B. 创伤损伤血管壁，术中出血多，血液呈高凝状态

    C. 首发症状为患肢肿胀、疼痛

    D. 骨折早期发生

    E. 以上说法都正确

41. 有关低分子肝素的叙述，正确的有：（　　）

    A. 可根据体重调整剂量

    B. 严重出血并发症少，较安全，但仍必须注意小概率的肝素诱发血小板减少症的发生

    C. 一般无须常规血液学监测，有出血倾向时检测血小板计数

    D. 易受药物及食物影响

    E. 显效慢，半衰期长

42. 关于急性 PTE 的溶栓治疗的叙述，正确的有：（　　）

A. 合并低血压的急性 PTE 患者建议进行导管介入溶栓治疗

B. 合并低血压的急性 PTE 患者建议进行全身溶栓治疗

C. 对于大多数不合并低血压的急性 PTE 患者,不推荐进行全身溶栓治疗

D. 对于大多数不合并低血压的急性 PTE 患者,推荐进行全身溶栓治疗

E. 接受溶栓药物治疗的急性 PE 患者,建议通过外周静脉给予溶栓治疗

43. 下列有关 PTE 溶栓治疗的叙述,正确的有: （　　）

A. 溶栓治疗主要适用于大面积 PTE

B. 一般认为,血小板计数 $<100\times10^9$ 属于溶栓治疗的绝对禁忌证

C. 一般认为,活动性内出血属于溶栓治疗的绝对禁忌证

D. 一般认为,近期自发性颅内出血属于溶栓治疗的绝对禁忌证

E. 溶栓治疗的主要并发症为出血

44. 下列哪些是 VTE 药物预防的绝对禁忌证: （　　）

A. 骨筋膜间室综合征

B. 严重头颅外伤或急性脊髓损伤

C. 血小板计数减少至 $(20\sim100)\times10^9/L$

D. 近期有活动性出血及凝血功能障碍

E. 近期颅内出血、胃肠道出血病史

45. 下列属于骨科患者 VTE 的危险分级中属高危的是: （　　）

A. <40 岁,较小的外科手术(45 分钟以内),无其他危险因素,长期卧床。

B. 有危险因素的较小手术;40～60 岁,无危险因素的非大手术;<40 岁,无危险因素的大手术

C. >40 岁,既往有 VTE 病史的大手术;髋、膝关节置换术,髋部骨折手术,重度创伤,脊髓损伤

D. <60 岁或有危险因素的非大手术;40～60 岁之间,有危险因素(既往 VTE 病史,肿瘤,高凝状态)

E. 以上都正确

四、简答题

1. 人工髋关节发展分为哪几个阶段?

2. 人工关节材料生物相容性好的条件是哪些?

3. 髋关节成形术后并发症,按出现时间怎么划分?

4. 什么叫半限制性人工肩关节?

5. 简述髋、膝关节置换术加速康复的优化镇痛方案。

6. 简述 TKA 术中不使用止血带的指征。

7. 试述静脉血栓栓塞症(VTE)的定义。

8. 预防骨科大手术 DVT 形成中,药物预防的相对禁忌证有哪些?

9. 哪些情况禁用或慎用 VTE 的物理预防措施?

10. 简述 Caprini 风险评估的 VTE 危险因素评分、发生风险、风险等级及预防措施。

五、案例分析题

1. 某患者,男性,56 岁,右髋间歇性疼痛 10 年,左髋痛 6 年,加重 1 年。过去曾干过 15 年装卸工,10 年潜水员工作。近半年疼痛明显时曾服用过小剂量激素。X 线摄片发现双髋臼浅,两侧股骨头增大扁平,有囊性变。

    (1) 造成该病人髋关节病变的最主要原因是: (   )

        A. 长期重体力劳动

        B. 先天性髋臼发育不良,髋关节半脱位

        C. 潜水员减压病

        D. 服用肾上腺皮质激素

        E. 慢性创伤

    (2) 为进一步治疗,下列方法中最合适的是: (   )

        A. 髋臼加盖术

        B. 骨盆截骨术

        C. 人工全髋关节置换术

        D. 股骨头髓芯减压术

        E. 股骨头颈切除术

2. 某患者,女性,60 岁,全身不适伴多关节对称性肿痛 10 年,晨起关节僵硬达 2 小时,活动后逐渐缓解。近两年患者病情加重,行走困难。查体:双手尺偏、纽扣指畸形,双膝关节轻度肿胀,屈曲挛缩畸形,活动范围 20°~80°。X 线检查可见双膝关节间隙变窄,骨质疏松,关节周围有骨赘增生。血常规示:WBC 轻度升高,血沉 60 mm/h,RF 阳性。

    (1) 这种关节炎早期主要的病变部位是: (   )

        A. 半月板及交叉韧带   B. 关节滑膜

        C. 关节周围肌肉   D. 关节软骨

        E. 软骨下骨

    (2) 目前该病人的最佳治疗方法应该是: (   )

        A. 保守治疗   B. 膝关节表面置换术

        C. 膝关节融合术   D. 膝滑膜切除术

        E. 膝关节镜下关节清理术

（3）下列哪项对诊断无决定性意义： （　　）

　　A. 晨僵达 2 小时　　　　　　　B. 多关节对称肿胀 10 年

　　C. 类风湿因子阳性　　　　　　D. 对称性关节肿胀

　　E. 双膝关节活动范围 20°～80°

3. 某患者，男性，59 岁。因"左髋部疼痛不适三年余伴跛行一年余"来院就诊，X 片示：左侧股骨头无菌性坏死、继发性左髋关节骨性关节炎。患者三年前无诱因突发左髋周围持续性酸痛，行走活动后加重，严重时股骨内侧至膝关节处疼痛，休息后酸痛可减轻，继发跛行 1 年。入院体检示：左下肢较右下肢短缩 3 cm，肌肉萎缩，肌力 4 级，左髋关节活动受限，左侧臀肌压痛，左侧"4"试验（＋），大腿滚动试验（＋）。患者既往睡眠差，双上臂有湿疹样皮疹病史五年，诊断不明，长期口服大剂量泼尼龙，现已停药。入院后予抗血栓、止痛、改善睡眠对症治疗。患者在全麻下行左侧全髋关节置换术，术后患肢保持外展中立位，双下肢使用抗血栓弹力袜和压力泵治疗，补液抗感染、抗血栓。

（1）骨关节炎的患者 X 线检查可表现为： （　　）

　　A. 软组织肿胀　　　　　　　　B. 关节间隙变窄

　　C. 关节间隙变宽　　　　　　　D. 骨赘形成

　　E. 骨质明显增生

（2）人工髋关节置换术后早期的并发症主要有： （　　）

　　A. 出血　　　　　　　　　　　B. 深静脉血栓

　　C. 感染　　　　　　　　　　　D. 假体松动

　　E. 假体脱位

（3）术后评估关节局部情况主要包括： （　　）

　　A. 患肢体位的摆放　　　　　　B. 关节活动度

　　C. 股四头肌肌力　　　　　　　D. 腘绳肌肌力

　　E. 能否按计划进行功能锻炼

4. 某患者，女性，68 岁，摔倒后出现右髋部疼痛.不能站立行走。体检：右髋部压痛.肿胀.右髋关节活动障碍、右大粗隆上移，右下肢呈外旋位。门诊CR 及 CT 加三维重建提示：左股骨颈骨折。急性上呼吸道感染神清，BP 130/60 mmHg，双肺呼吸音粗，未闻及啰音，心率 98 次/分，律齐。血气分析：pH 7.407，PaO_2 58 mmHg，$PaCO_2$ 46 mmHg。

（1）该患者首先考虑诊断为： （　　）

　　A. 急性胸膜炎　　　　　　　　B. 急性支气管炎

　　C. 肺血栓栓塞症　　　　　　　D. 院内获得性肺炎

　　E. 急性上呼吸道感染

（2）对于上述患者，下列哪项检查对确定诊断的价值最大：　　　　　（　　）

    A. 胸片　　　　　　　　　　　B. 超声心动图

    C. 痰培养＋药敏　　　　　　　D. 普通 CT 平扫

    E. 肺通气灌注扫描

（3）该患者首选的治疗方法是：　　　　　　　　　　　　　　　　（　　）

    A. 抗感染　　　　　　　　　　B. 痰液引流

    C. 抗凝　　　　　　　　　　　D. 胸穿抽液

    E. 支持、对症处理

参考答案

一、填空题

1. 股骨头置换术　人工全髋关节置换术　全髋关节翻修术　髋关节表面置换术　2. 生物相容性　抗疲劳性　3. 金属材料　高分子材料　陶瓷材料　4. 骨水泥型　非骨水泥型（生物型）　5. 前路　外侧　后外侧　6. 50　100　夹管　7. 感染　8. 疼痛　9. 膝关节　10. 限制型　半限制型　非限制型　11. 单髁假体置换　12. 非限制型　13. 限制型　14. 50°～60°　45°　15. 胫骨外框　固定的聚乙烯内衬　距骨部件　16. 有循证医学证据证明有效的围术期处理措施　手术创伤的应激反应　手术安全性　患者满意度　17. 提高手术操作技术　优化围术期管理　减少创伤和出血　优化疼痛与睡眠管理　预防静脉栓塞症　18. 住院时间　术后并发症　19. 140/90　6～11.1　≥35　20. 抗炎　镇痛　镇静　抗焦虑　21. 无疼痛　无输血　无感染　无血栓　22. 深静脉血栓形成　肺动脉栓塞　23. 2016　1　24. 血液淤滞　静脉系统内皮损伤　血液高凝状态　25. 3　26. 胸痛　呼吸困难　咯血　27. 24　28. 4　3　29. 胸膜性

二、单项选择题

1. B　2. E　3. D　4. D　5. A　6. A　7. C　8. B　9. B　10. A　11. C　12. C　13. A　14. B　15. D　16. C　17. C　18. B　19. A　20. D　21. B　22. C　23. D　24. D　25. B　26. C　27. B　28. E　29. A　30. E　31. D

三、多项选择题

1. BDE　2. ABCDE　3. ABCD　4. ABCDE　5. ACD　6. ABCE　7. ACDE　8. ABCDE　9. ABCDE　10. ABDE　11. ABCDE　12. ABCDE　13. CDE　14. ABCDE　15. ABCDE　16. ACD　17. BDE

18. ABCDE **19.** ABD **20.** BCDE **21.** ACDE **22.** ABCDE

23. ABCDE **24.** ABCDE **25.** ABCDE **26.** ABCDE **27.** ABCDE

28. ABCDE **29.** ABCDE **30.** ABCD **31.** AB **32.** ABCD **33.** AC

34. BD **35.** ABCD **36.** BCD **37.** AC **38.** ACDE **39.** ABCDE

40. ABC **41.** ABC **42.** BCE **43.** ACDE **44.** ABD **45.** CD

四、简答题

1. 人工髋关节发展分为三个阶段：

（1）第一阶段是以关节切除及截骨术为主的髋关节成形术。

（2）第二阶段是以阻隔式的髋关节成形术。

（3）第三阶段是人工假体髋关节成形术。

2. 人工关节材料生物相容性好的条件包括：

作为人工关节的材料，首先应有良好的生物相容性。生物相容性好的材料必须满足两方面条件：一方面是材料本身及其降解物引起机体局部或全身的负面反应必须是机体能够接受的；另一方面又可引起机体的正面反应。

3. 髋关节成形术后并发症按出现时间可分为早、中、晚期并发症。

（1）早期并发症是指发生在术中或术后 3 周以内，如术中血管、神经的损伤，出血及血肿形成，肢体不等长等；

（2）中期并发症是指发生在术后 3 周至 3 个月之间，如转子不愈合和移位等；

（3）晚期并发症是指发生在术后 3 个月以后，如异位骨化、假体松动等。

4. 半限制性人工肩关节也称单球面全肩关节置换术，是一种无关节的、半限制性的、单球面全肩关节置换术，肩胛盂假体与肱骨头假体相匹配，并允许两部分假体的关节面持续接触。

5. （1）髋、膝关节置换术加速康复在住院期间应进行预防性镇痛：① 冰敷、抬高患肢以减轻关节肿胀和炎性反应，早期下地活动，以减轻患者心理负担；② NSAIDs 类药物，包括口服药物（塞来昔布、双氯芬酸钠、洛索洛芬钠等）或注射用药（帕瑞昔氟比洛芬酯等）；③ 根据情况选择 PCA 镇痛；④ 疼痛严重时应调整镇痛药物或加用弱阿片类药物，包括曲马多、羟考酮；⑤ 镇静催眠药物：如氯硝西泮、地西唑吡坦等。在术中和术后预防性镇痛措施下，术后定时评估患者静息痛和运动痛的程度，及时给予镇痛药物控制疼痛，以达到耐受程度。

（2）出院后镇痛：口服药物为主，主要选择包括 NSAIDs 类药物，或联合镇静催眠药，或联合弱阿片类药物。

6. TKA 术中不使用止血带的指征为：

（1）手术时间小于 1.5 小时；

（2）术中控制性降压稳定；

（3）出血量＜200 ml；

（4）合并下肢动脉粥样硬化，尤其是狭窄、闭塞的患者。

7. 静脉血栓栓塞症（VTE）指血液在静脉内不正常的凝结，使血管完全或不完全阻塞，属静脉回流障碍性疾病。

8. 预防骨科大手术DVT形成中，药物预防的相对禁忌证有：

（1）近期颅内出血、胃肠道出血病史；

（2）急性颅内损害或肿物；

（3）血小板计数减少至（20～100）×10^9/L；

（4）类风湿视网膜病，有眼底出血风险者。

9. 禁用或慎用VTE的物理预防措施有：

（1）充血性心力衰竭、肺水肿或下肢严重水肿；

（2）下肢DVT形成，肺栓塞发生或血栓（性）静脉炎；

（3）间歇充气加压装置及梯度压力弹力袜不适用于下肢局部异常（如皮炎、坏疽、近期接受皮肤移植手术）；

（4）下肢血管严重动脉硬化或狭窄、其他缺血性血管病（糖尿病性等）及下肢严重畸形等。

10. Caprini风险评估的VTE危险因素评分、发生风险、风险等级以及预防措施见下表：

危险因素总分	DVT发生风险	风险等级	预防措施
0～1分	＜10%	低危	尽早活动，物理预防
2分	10%～20%	中危	药物预防＋物理预防
3～4分	20%～40%	高危	药物预防＋物理预防
≥5分	40%～80%，1%～5% 死亡率	极高危	药物预防＋物理预防

五、案例分析题

1.（1）C （2）C

2.（1）B （2）B （3）E

3.（1）ABDE （2）ABCDE （3）BCD

4.（1）C （2）E （3）C

第七章　骨与关节感染、结核

一、填空题

1. 化脓性关节炎的感染途径可能有：＿＿＿＿＿＿＿＿＿、＿＿＿＿＿＿＿＿＿、＿＿＿＿＿＿＿＿＿、＿＿＿＿＿＿＿＿＿。

2. 化脓性关节炎的治疗方法有：＿＿＿＿＿＿＿＿＿、＿＿＿＿＿＿＿＿＿、＿＿＿＿＿＿＿＿＿、＿＿＿＿＿＿＿＿＿。

3. 局限性骨脓肿又名＿＿＿＿＿＿＿脓肿，是发生于＿＿＿＿＿＿＿的局限性慢性炎症，多见于＿＿＿＿＿＿＿、＿＿＿＿＿＿＿与＿＿＿＿＿＿＿。

4. 脊柱结核占全身关节结核的首位，以＿＿＿＿＿＿＿发病率最高，＿＿＿＿＿＿＿次之，＿＿＿＿＿＿＿居第三位，可分为＿＿＿＿＿＿＿和＿＿＿＿＿＿＿两种。

5. 化脓性骨髓炎涉及＿＿＿＿＿＿＿、＿＿＿＿＿＿＿、＿＿＿＿＿＿＿与＿＿＿＿＿＿＿。

6. 急性血源性骨髓炎最常见的致病菌是＿＿＿＿＿＿＿，＿＿＿＿＿＿＿占第二位。

7. 急性血源性骨髓炎发病部位以＿＿＿＿＿＿＿、＿＿＿＿＿＿＿最为多见，其次为＿＿＿＿＿＿＿、＿＿＿＿＿＿＿。

8. 慢性血缘性骨髓炎以＿＿＿＿＿＿＿为主要致病菌。

9. 慢性血源性骨髓炎的治疗以＿＿＿＿＿＿＿为主，原则是＿＿＿＿＿＿＿、＿＿＿＿＿＿＿和＿＿＿＿＿＿＿。

10. 化脓性关节炎多见于＿＿＿＿＿＿＿，好发于＿＿＿＿＿＿＿和＿＿＿＿＿＿＿关节。

11. 诊断滑膜结核最有价值的是＿＿＿＿＿＿＿和＿＿＿＿＿＿＿。

12. 脊柱结核 X 线片上表现为以＿＿＿＿＿＿＿和＿＿＿＿＿＿＿为主。

13. 对骨关节结核冷脓肿行反复抽脓与注入抗结核药物，易诱发＿＿＿＿＿＿＿和＿＿＿＿＿＿＿。

二、单项选择题

1. 急性血源性骨髓炎最常发生的部位是：　　　　　　　　　（　　　）

　　A. 骨髓　　　　　　　　　　　B. 小儿长管骨干骺端

　　C. 长管骨骨干　　　　　　　　D. 脊柱

    E. 髋关节

 2. 脊柱肿瘤可见：　　　　　　　　　　　　　　　　　　　　　　（　　）
    A. 椎体破坏和压缩畸形　　　　　　　B. 椎间隙狭窄
    C. 两者均有　　　　　　　　　　　　D. 两者均无
    E. 以上均不对

 3. 急性化脓性关节炎的临床表现是：　　　　　　　　　　　　　　（　　）
    A. 关节痛:病情缓慢,肿而不红;穿刺:脓液
    B. 关节痛:游走性、轻度红、肿、热,与天气变化有关
    C. 关节痛:多发性,有畸形及功能障碍;穿刺液:白细胞数增多,中性比例
       占 75%
    D. 关节痛:急性发作,高烧、红肿明显,不能活动;白细胞高,关节液白细胞
       甚多,中性比例占 90%
    E. 关节附近痛,急性发作,高烧,红肿不明显,深压痛,不随意活动关节,白
       细胞明显增高

 4. 全关节结核的受累部位是：　　　　　　　　　　　　　　　　　（　　）
    A. 骨端、软骨和滑膜　　　　　　　　B. 骨端、骨膜
    C. 骨骺板、骨髓　　　　　　　　　　D. 骨、骨膜、骨髓
    E. 骨骺板、软骨

 5. 关节腔内注药无效时切开引流为：　　　　　　　　　　　　　　（　　）
    A. 急性血源性骨髓炎　　　　　　　　B. 膝关节滑膜炎
    C. 化脓性关节炎　　　　　　　　　　D. 膝关节单纯滑膜结核
    E. 膝关节全关节结核

 6. 拾物试验阳性提示：　　　　　　　　　　　　　　　　　　　　（　　）
    A. 腰椎结核　　　　　　　　　　　　B. 膝关节结核
    C. 髋关节结核　　　　　　　　　　　D. 化脓性膝关节炎
    E. 化脓性髋关节炎

 7. 某患者,男性,16 岁,右股外侧局限性红肿热痛 10 天,伴发热,局部有波动
    感,查白细胞计数增加。诊断是：　　　　　　　　　　　　　　（　　）
    A. 急性化脓性骨髓炎　　　　　　　　B. 类风湿关节炎
    C. 化脓性关节炎　　　　　　　　　　D. 股骨头缺血性坏死
    E. 急性脓肿

 8. 某患者,女性,17 岁,左膝关节肿痛半月,伴高热,局部皮肤温度高,拒动,
    浮髌试验阳性。诊断是：　　　　　　　　　　　　　　　　　　（　　）
    A. 类风湿关节炎　　　　　　　　　　B. 股骨头缺血性坏死
    C. 化脓性关节炎　　　　　　　　　　D. 急性化脓性骨髓炎

E. 急性脓肿

9. 化脓性骨髓炎骨性包壳形成的组织来源是：   （   ）

    A. 骨皮质   B. 骨松质

    C. 骨膜   D. 骺板

    E. 干骺端

10. 慢性化脓性骨髓炎,如大部分病灶已愈合,只有小块死骨存在,死骨不大的,应采取的治疗方法是：   （   ）

    A. 单纯窦道刮除术   B. 单纯死骨摘除术

    C. 切开引流术   D. 大量抗生素应用

    E. 死骨摘除窦道刮除碟形手术

11. 单纯骨结核的处理原则是：   （   ）

    A. 局部关节穿刺注入抗结核药物

    B. 及早行病灶清除术后作骨松质植骨

    C. 早期、联合、大剂量应用抗生素

    D. 手术清除死骨、炎性肉芽组织和消灭死腔

    E. 局部钻孔引流

12. 急性血源性骨髓炎晚期病理改变是：   （   ）

    A. 形成死腔   B. 形成窦道

    C. 骨质破坏和坏死   D. 骨膜炎性充血

    E. 新生骨形成

13. 在骨膜或骨髓内抽得脓液后,最关键的治疗措施是：   （   ）

    A. 局部引流

    B. 多次抽脓并注入抗生素

    C. 脓液细菌培养及药敏试验,依结果调整用药

    D. 局部固定防止病理骨折

    E. 联合使用大量抗生素

14. 骨与关节结核中,发病率最高的是：   （   ）

    A. 膝关节结核   B. 髋关节结核

    C. 股骨结核   D. 胫骨结核

    E. 脊柱结核

15. 诊断成人脊柱结核最可靠的依据是：   （   ）

    A. 有低热、盗汗史   B. 全身虚弱,贫血

    C. 血沉快   D. 结核菌素试验（＋）

    E. X线片示相邻椎体边缘模糊、椎间隙变窄

16. 早期滑膜结核与类风湿性关节炎最可靠的鉴别诊断是：   （   ）

A. 单一关节肿痛 　　　　　　　　　B. 血沉高于正常

C. X 线照片关节变窄 　　　　　　　D. 经组织切片检查

E. 结核菌素试验

17. 虫蛀样骨破坏见于： 　　　　　　　　　　　　　　　　（　　）

A. 急性血源性骨髓炎 　　　　　　　B. 膝关节结核

C. 化脓性关节炎 　　　　　　　　　D. 髋关节结核

E. 脊柱结核

18. 化脓性关节炎最常见的致病菌是： 　　　　　　　　　　（　　）

A. 溶血性链球菌 　　　　　　　　　B. 金黄色葡萄球菌

C. 大肠埃希菌 　　　　　　　　　　D. 白色葡萄球菌

E. 结核杆菌

19. 为避免手术后病变复发或扩散，手术前抗结核治疗至少需要： 　（　　）

A. 1 周 　　　　　　　　　　　　　B. 2 周

C. 3 周 　　　　　　　　　　　　　D. 4 周

E. 4 周以上

20. 某患者，男性，19 岁，膝关节疼痛及轻度活动受限，呈梭形肿胀，局部压痛、皮温升高；周围肌肉萎缩；由于关节积液，浮髌试验阳性。关节呈屈曲畸形、关节半脱位、膝外翻畸形。实验室检查血红细胞沉降率增快。X 线见髌上囊肿胀及骨质疏松，有磨砂玻璃样改变，可见死骨空洞。临床上诊断最有可能是： 　　　　　　　　　　　　　　　　　　　　（　　）

A. 膝关节炎 　　　　　　　　　　　B. 髌骨骨折

C. 膝关节结核 　　　　　　　　　　D. 半月板损伤

E. 膝关节侧副韧带损伤

21. 某患者，男性，30 岁。右髋部疼痛一年，伴低热、盗汗、纳差及体重减轻。查：右髋关节呈屈曲畸形，活动受限，Thomas 征（＋），ESR30 mm/h，X 线片示右髋关节间隙变窄，关节面有骨质破坏，右髋臼有 2 cm 大小空洞，内有坏死骨片。最可能的诊断是： 　　　　　　　　　　　（　　）

A. 化脓性髋关节炎 　　　　　　　　B. 髋关节滑膜结核

C. 髋关节骨型结核 　　　　　　　　D. 全髋关节结核

E. 类风湿性髋关节炎

22. 某患者，男性，12 岁，确诊为急性骨髓炎后须立即： 　　　（　　）

A. 抗感染 　　　　　　　　　　　　B. 支持治疗

C. 手术 　　　　　　　　　　　　　D. 肢体制动

E. 物理降温

23. 某患儿，男，8 岁，左大腿下端肿痛，查体：体温 39.5 ℃，局部皮温高，深压痛，

穿刺抽出少量脓性液体。进一步治疗中,下列哪项是最关键的: （　　　）

A. 联合应用大剂量抗生素

B. 患肢制动

C. 全身支持疗法,注意水、电解质平衡

D. 局部减压引流

E. 避免外伤骨折

24. 某患者,女性,诊断为右膝关节单纯滑膜结核,已行滑膜切除术后 3 周,病情恢复平稳。此时对膝关节的处理原则是: （　　　）

A. 待病情稳定后施关节融合术

B. 用石膏管型固定于功能位促其骨性强直

C. 继续皮牵引 3 个月,避免关节活动

D. 逐渐开始练习不负重关节活动

E. 必须大运动量,加强练习关节活动

25. 某患儿,7 岁。骤然起病,恶寒高热 3 周,右小腿肿痛,膝关节活动受限右小腿弥漫性红肿,广泛压痛,膝关节积液,浮髌试验阳性,关节穿刺为浆液性渗出,X 线片示右胫骨上端骨皮质散在虫蚀样骨破坏,骨膜反应明显,血象:白细胞总数 $15.6 \times 10^9/L$,分层穿刺见软组织内与骨膜下大量蓄脓,切开引流后体温下降,急性症状消退。其转归是: （　　　）

A. 痊愈　　　　　　　　　　　B. 形成慢性骨髓炎

C. 形成硬化性骨髓炎　　　　　D. 形成 Brodie 骨脓肿

E. 以上都不是

26. 某患儿,男,10 岁。发热伴左膝肿痛 6 天,穿刺有脓,诊断为左股骨下端急性化脓性骨髓炎,下列治疗中哪项是不妥的: （　　　）

A. 全身支持疗法

B. 联合应用大剂量有效抗生素

C. 立即手术,病灶搔刮清除

D. 切开钻孔引流

E. 患肢制动

27. 某患儿,男,12 岁。低热颈痛数月伴吞咽不适感,检查颈部旋转受限,X 线侧位片可见寰椎向前脱位,咽后壁增宽。其诊断最可能为: （　　　）

A. 外伤性寰椎脱位　　　　　　B. 自发性寰椎脱位

C. 咽后壁脓肿　　　　　　　　D. 寰枢椎畸形

E. 寰枢椎结核

28. 某患者,女性,18 岁。8 个月前曾患右股骨急性化脓性骨髓炎,经治疗后好转但局部有窦道形成,常有少许稀黄色脓液流出,近 1 周瘘道口闭合,

但出现高热,局部压痛明显,并有红肿,X 线片示有死骨存留,而且包壳形成充分,应立即: （　　）

A. 切开引流　　　　　　　　　B. 骨钻孔手术

C. 死骨摘除,植骨术　　　　　　D. 瘘道搔刮术

E. 窦道切除,1 期缝合

29. 某患儿,女,12 岁。左膝关节弥漫性肿胀已 10 个月,自觉轻度疼痛,无外伤史,检查见左膝关节肿胀,肌肉分层不清,骨质轻度疏松无破坏。其诊断可能为: （　　）

A. 左膝关节结核性滑膜炎

B. 左膝关节风湿性关节炎

C. 左膝关节色素沉着绒毛结节性滑膜炎

D. 左膝关节滑膜瘤

E. 左膝关节类风湿性滑膜炎

30. 某患者,女性,35 岁。左膝肿痛半年,无红热现象,X 线片左膝关节骨小梁模糊,关节间隙变窄,诊断为膝关节结核。下列判断基本治愈的标准中哪项错误: （　　）

A. 全身情况良好,体温正常,血沉正常

B. 局部无肿痛.无窦道

C. X 线片显示脓肿消失或钙化

D. 起床活动一年或轻工作半年,以上三项无改变

E. 起床活动一年或轻工作半年,病情复发在两次之内

31. 某患儿,女,10 岁。左大腿下端肿痛。查体:体温 40 ℃,局部皮温高,深压痛,穿刺抽出少量脓性液体。进一步治疗中,下列哪项是最关键的:（　　）

A. 联合应用大剂量抗生素

B. 根据药敏选用敏感抗生素

C. 全身支持疗法,注意水电解质平衡

D. 局部减压引流＋患肢制动

E. 避免外伤骨折

32. 某患儿,男,6 岁。5 天前突发右髋剧痛,右下肢活动受限,伴畏寒、高热、全身不适及食欲不振,体温 39 ℃,脉搏 110 次/分。查体:右大腿近端肿胀,皮温升高,但外观无异常,腹股沟韧带中点稍下方深压痛。最可能的诊断是: （　　）

A. 右大腿软组织炎症

B. 右股骨近端恶性肿瘤

C. 右髋关节结核

D. 右髋关节急性化脓性关节炎

E. 右髋关节急性风湿性关节炎

33. 某患儿,男,5 岁。突起高热畏寒 3 天,伴左膝关节肿痛就诊。查体:左侧膝关节明显红肿、压痛,活动时疼痛剧烈,浮髌试验(＋)。下列处理欠佳的是:（　　）

    A. 局部固定　　　　　　　　　　B. 大剂量静脉注射抗生素

    C. 关节内注射抗生素　　　　　　D. 全身支持疗法

    E. 切开引流

34. 某患者,第 8、9 胸椎结核病灶清除术后,恢复工作已半年。近 1 个月来又出现背痛乏力、盗汗低热和双下肢无力症状再次出现。体检第 8、9 胸椎局部有明显叩击痛,双下肢肌力Ⅰ级,Babinski 征(＋),血沉 80 mm/h,最适当的治疗措施是:（　　）

    A. 非手术治疗,卧石膏床

    B. 后路植骨融合术

    C. 按急症行病灶清除术

    D. 以非手术治疗为主,必要时行病灶清除术

    E. 在抗结核药物保护下尽早行病灶清除术

35. 某患儿,男,12 岁。右膝关节外伤半月后疼痛、活动受限,高热 5 天,右胫骨上端明显深压痛。为明确诊断,应采取:（　　）

    A. X 线平片　　　　　　　　　　B. 手术切开活检

    C. 局部分层穿刺抽液送检　　　　D. CT

    E. MRI

36. 某患者,女性,17 岁。半月前突感左膝关节疼痛伴高热,左膝部有跌伤史。查体:左膝关节肿胀皮温高、压痛,浮髌试验阳性。诊断为:（　　）

    A. 急性风湿性关节炎　　　　　　B. 软组织感染

    C. 骨肉瘤　　　　　　　　　　　D. 化脓性关节炎

    E. 创伤性滑膜炎

37. 某患者,女性,38 岁。腰痛 1 年,1 个月前发现右髂窝肿块,X 线平片示 T12～L1 椎体破坏,诊断为胸腰椎结核伴髂窝脓肿。下列哪项治疗方案最佳:（　　）

    A. 抗结核治疗＋石膏背心固定

    B. 抗结核治疗＋髂窝脓肿切开引流

    C. 立即行病灶清除、椎体间植骨融合＋术后抗结核治疗

    D. 术前 2 周抗结核治疗后行病灶清除椎体间植骨融合＋术后继续抗结核治疗

E. 脓肿穿刺吸脓后,注入抗结核药物

38. 某患儿,男,8 岁。右小腿轻微外伤后发冷发热(39.5℃)5 天,右小腿上端肿胀,剧痛,局部皮温高,肤色正常,白细胞计数 25×10⁹/L,X 线片未见明显变化,局部穿刺,针达骨膜下时抽出黄色脓汁。首先应考虑为:( )
   A. 急性蜂窝织炎　　　　　　　　B. 化脓性膝关节炎
   C. 化脓性骨髓炎　　　　　　　　D. 滑囊炎感染
   E. 胫骨上端骨结核转变为膝关节全关节结核

39. 某患者,男性,18 岁。左小腿中上段疼痛 5 年,偶有局部红、肿、疼痛及发热史。X 线片示:左胫骨近端囊性病变,周围有硬化区。诊断为局限性骨脓肿,其最佳治疗应为:( )
   A. 应用抗生素治疗
   B. 刮除病灶
   C. 放疗
   D. 刮除病灶,冲洗干净后用自体骨植入
   E. 安置闭式引流冲洗脓腔

40. 某患儿,男,14 岁。高热 3 天,左膝部痛,活动受限,浮髌试验阳性,左膝红肿热痛,X 线片显示左膝关节周围软组织肿胀,关节间隙增宽。临床诊断为:( )
   A. 急性骨髓炎　　　　　　　　　B. 急性化脓性膝关节炎
   C. 左膝关节结核　　　　　　　　D. 左膝部软组织脓肿
   E. 风湿性膝关节炎

41. 某患儿,男,10 岁。摔倒后当晚发热,左膝部疼痛,青霉素治疗 2 日无效来院。查体:左股骨下端肿胀,有局限性深压痛,局部皮肤红肿,体温明显升高,浮髌试验(+),腋温 39 ℃,白细胞计数 16×10⁹/L,中性 0.80,血沉 30 mm/h。首先诊断为:( )
   A. 化脓性膝关节炎　　　　　　　B. 风湿性膝关节炎
   C. 股骨下端骨肉瘤　　　　　　　D. 创伤性膝关节炎
   E. 股骨下端化脓性骨髓炎

42. 某患儿,男,10 岁。左股骨下端肿胀发高热 3 天,X 线片未见骨质异常,股部分层穿刺抽液找到脓细胞。下列治疗措施哪项是错误的:( )
   A. 静注大剂量广谱抗生素　　　　B. 物理降温,注意水、电解质平衡
   C. 局部引流减压　　　　　　　　D. 患肢制动
   E. 体温降至正常,维持 3 天后停药

43. 某患儿,男,13 岁。跌倒后 10 天,左膝上疼痛 5 天,伴高热 39 ℃以上,膝上皮温高,压痛,左膝关节屈曲状,浮髌试验阴性,X 线检查未见异常,此

时行局部脓肿分层穿刺骨膜下抽出混浊液体。诊断应是：　　　　　（　　）

    A. 左膝关节化脓性关节炎　　　　　B. 左股骨下端急性血源性骨髓炎

    C. 尤文肉瘤　　　　　　　　　　　D. 左股部脓肿

    E. 左股骨结核

44. 某患者,女性,31 岁。背痛 2 个月,消瘦、乏力,食欲不振和盗汗,查体 T7～
    T8 棘突压痛及叩击痛。此时下列检查中不必要的是：　　　　　　（　　）

    A. 血常规　　　　　　　　　　　　B. 胸椎正侧位片

    C. 胸部正侧位片　　　　　　　　　D. 放射性核素骨扫描

    E. 结核菌素试验

45. 某患者,女性,24 岁。背痛,体检发现胸椎角状后突畸形,伴低热,血沉增
    快。主要考虑是：　　　　　　　　　　　　　　　　　　　　　（　　）

    A. 脊椎肿瘤　　　　　　　　　　　B. 强直性脊柱炎

    C. 脊柱骨性关节炎　　　　　　　　D. 胸椎结核

    E. 化脓性脊椎炎

46. 某患者,女性,45 岁。胸背痛 3 个月,消瘦,贫血貌。T8～T9 椎棘突压痛、
    叩击痛。X 线片示 T8～T9 椎体破坏、椎间隙狭窄,椎旁有软组织阴影,血
    沉增快,胸部平片示左肺有钙化灶。其诊断为：　　　　　　　　（　　）

    A. T8～T9 椎体肿瘤　　　　　　　B. 化脓性脊椎炎

    C. 椎间盘突出症　　　　　　　　　D. 胸椎结核

    E. 胸椎包囊虫病

47. 某患儿,男,5 岁。驼背,疼痛 5 个月,消瘦贫血,无神经症状,经检查双肺
    浸润性结核,第 6～8 胸椎结核,伴椎旁脓肿,SR 112 mm/h。在支持疗法
    及全身抗结核治疗同时应首选：　　　　　　　　　　　　　　（　　）

    A. 病灶清除术　　　　　　　　　　B. 石膏背心

    C. 卧硬板床　　　　　　　　　　　D. 冷脓肿穿刺

    E. 矫正驼背

48. 某患儿,男,10 岁。右膝部疼痛跛行 2 年,有夜间痛。检查右膝活动良好,
    右髋不能伸直,大腿肌肉萎缩,血沉 28 mm/h。X 线片示髋关节骨质疏
    松。诊断应为：　　　　　　　　　　　　　　　　　　　　　　（　　）

    A. 髋关节类风湿性滑膜炎　　　　　B. 髋关节结核性滑膜炎

    C. 髋关节一过性滑膜炎　　　　　　D. 髋关节风湿性滑膜炎

    E. 膝关节滑膜结核

49. 某患者,男性,16 岁。低热 2 个月,胸椎后突畸形,X 线片示胸。椎体破坏,
    椎体压缩成楔形,血沉增快,椎弓根阴影仍清晰可见。最可能的诊断是：

    　　　　　　　　　　　　　　　　　　　　　　　　　　　　（　　）

A. 压缩性骨折　　　　　　　　　　B. 脊椎结核

C. 脊椎肿瘤　　　　　　　　　　　D. 化脓性脊椎炎

E. 先天性脊柱畸形

50. 某患儿,男,12 岁。跌跤后当晚自感全身不适,发热,左膝部疼痛,经用青霉素 3 日无效来院。查体:左股骨下端肿胀,有局限性深压痛,膝关节内有积液,活动障碍,潮红不著,体温 39.5 ℃,白细胞计数 $18×10^9/L$,中性 90%,血沉 80 mm/h。诊断考虑为:　　　　　　　　　　　(　　)

A. 风湿性膝关节炎　　　　　　　　B. 化脓性膝关节炎

C. 股骨下端化脓性骨髓炎　　　　　D. 创伤性膝关节炎

E. 股骨下端骨肉瘤

51. 某患者,男性,26 岁。截瘫,双下肢肌力Ⅱ级,剑突以下痛,触觉消失,膝踝反射亢进,巴彬斯基反射阳性,疑诊脊柱结核所致。摄脊柱 X 线片应以:

(　　)

A. 第 3 胸椎为中心　　　　　　　　B. 第 5 胸椎为中心

C. 第 7 胸椎为中心　　　　　　　　D. 第 9 胸椎为中心

E. 第 11 胸椎为中心

52. 骨与关节结核病人,混合感染,发热,体质虚弱,最好的处理方法是:(　　)

A. 抗结核药＋抗化脓菌感染药物

B. 穿刺抽脓,注入抗结核药物

C. 小切口引流

D. 彻底的病灶消除术

E. 局部硫酸镁湿敷,谨防破溃,禁忌切开

53. 某患者,女性,26 岁。平素有背痛,乏力与低热,分娩后出现下肢瘫痪,检查:T9～T10 压痛,平脐以下痛觉减退,下肢痉挛性瘫,血沉加快。首先应考虑是:　　　　　　　　　　　　　　　　　(　　)

A. 脊髓蛛网膜炎　　　　　　　　　B. 脊髓肿瘤

C. 硬膜外腔脓肿　　　　　　　　　D. 胸椎结核

E. 横断性脊髓炎

54. 某患儿,女,9 岁。8 天前突发左髋剧痛,左下肢活动受限,伴畏寒、高热,全身不适及食欲不振,急重病容,贫血,体温 38.7 ℃,脉搏 100 次/分,左大腿近端肿胀,皮温升高,但外观无异常,腹股沟韧带中点稍下方深压痛。最可能的诊断是:　　　　　　　　　　　　　　　　(　　)

A. 左髋关节急性风湿性关节炎　　　B. 左髋关节急性化脓性关节炎

C. 左髋关节结核　　　　　　　　　D. 左大腿软组织炎症

E. 左股骨近端恶性肿瘤

55. 某患者,男性,18 岁。左小腿外伤后局部红肿热痛,破溃伴脓性渗出液 2 个月,X 片见左胫骨骨膜反应,内有小片状游离骨片。其诊断是: (　　)

A. 胫骨骨折　　　　　　　　　B. 急性骨髓炎

C. 尤文肉瘤　　　　　　　　　D. 慢性化脓性骨髓炎

E. 胫骨结核

56. 某患儿,男,15 岁。因高热左膝上剧痛 5 天,骨膜下抽出混浊液体,临床诊断为左股骨急性血源性骨髓炎,应用大剂量抗生素治疗 3 天不见好转。应采取: (　　)

A. 改换抗生素的种类　　　　　B. 加大抗生素的剂量

C. 联合应用多种抗生素　　　　D. 立即行开窗引流手术

E. 股骨下端开窗引流,扩大剥离骨膜

57. 某青年患者,患胸椎结核,经一年抗结核治疗未见好转,近一个月有截瘫趋势。其治疗应选用: (　　)

A. 继续抗结核药物＋石膏床固定

B. 更换抗结核药物治疗观察三个月

C. 施行胸椎病灶清除及椎管减压术

D. 施行胸椎融合术

E. 采用椎管内注射链霉素,每日一次,共三个月

58. 某患者,女性,38 岁。腰痛 1 年,加重 2 个月,体格检查怀疑是腰椎结核。下列哪项是不恰当的: (　　)

A. 摄腰椎 X 线平片　　　　　　B. 查 ESR

C. CT　　　　　　　　　　　　D. MRI

E. 核素扫描

59. 某患者,女性,28 岁。妊娠后期出现进行性背痛,下肢乏力,食欲减退。查体见第 7 胸椎轻度后突,有叩痛,X 线片示第 6、7 胸椎间隙变窄,椎旁软组织阴影膨隆,血沉 60 mm/h。最可能的诊断是: (　　)

A. 胸椎转移癌　　　　　　　　B. 胸椎结核

C. 胸椎血管瘤　　　　　　　　D. 化脓性脊椎炎

E. 胸椎间盘脱出

60. 患者,男性,30 岁。腰痛 2 年,加重 2 个月,查体怀疑腰椎结核。下列检查中不合适的是: (　　)

A. X 线摄片　　　　　　　　　B. 核素检查

C. CT 检查　　　　　　　　　D. MRI 检查

E. 血沉

三、多项选择题

1. 早期急性血源性骨髓炎的诊断要点有：　　　　　　　　　　（　　）

    A. 干骺端有局限性深压痛

    B. K线片一般在发病4周左右显示骨质破坏和骨膜反应

    C. 起病急骤,有寒战、高热

    D. 早期确诊主要依靠局部分层穿刺

    E. 患肢有持续.进行性加重的疼痛

2. 急性血源性骨髓炎多发生在小儿长骨干骺端的原因有：　　（　　）

    A. 抵抗力差　　　　　　　　　B. 干骺端毛细血管网丰富

    C. 该处血流缓慢　　　　　　　D. 营养不良

    E. 外伤后易出血

3. 关于骨结核,下列说法中不正确的有：　　　　　　　　　　（　　）

    A. 脊柱结核一般不侵犯椎间盘

    B. 骨结核好发于青壮年

    C. X线片表现以骨质破坏为主

    D. 脊柱结核出现截瘫时应及时手术

    E. 治疗应以抗痨药物与手术配合

4. 化脓性关节炎的病理分期包括：　　　　　　　　　　　　　（　　）

    A. 浆液渗出期　　　　　　　　B. 增殖期

    C. 干酪期　　　　　　　　　　D. 浆液纤维蛋白渗出期

    E. 脓性渗出期

5. 慢性骨髓炎时消灭死腔的方法包括：　　　　　　　　　　　（　　）

    A. 碟形手术　　　　　　　　　B. 肌瓣填塞

    C. 闭式灌洗　　　　　　　　　D. 病灶清除术

    E. 庆大霉素-骨水泥珠链填塞术

6. 骨关节结核并发症为：　　　　　　　　　　　　　　　　　（　　）

    A. 截瘫　　　　　　　　　　　B. 压疮

    C. 肺部感染　　　　　　　　　D. 肌肉萎缩

    E. 关节僵直

7. 下列关于慢性骨髓炎的描述,正确的有：　　　　　　　　　（　　）

    A. 反复发作

    B. 术前护理应预防肢体畸形

    C. 急性发作时有红、肿、热及明显压痛

    D. 窦道口皮肤可发生癌变

E. 慢性骨髓炎的处理原则是手术清除死骨、炎性肉芽组织和消灭死腔

8. 化脓性关节炎常见的发病部位有：　　　　　　　　　　　（　　）

    A. 肩关节　　　　　　　　　　　　B. 肘关节

    C. 髋关节　　　　　　　　　　　　D. 膝关节

    E. 踝关节

9. 下列关于化脓性关节炎的描述，错误的有：　　　　　　　（　　）

    A. 起病急骤

    B. 深部病变关节常处于半屈曲位

    C. 浮髌试验可为阳性

    D. 病变关节处疼痛剧烈

    E. 浅表关节可见红、肿、热、痛及关节积液表现

10. 化脓性骨髓炎的感染途径有：　　　　　　　　　　　　　（　　）

    A. 蔓延性感染　　　　　　　　　　B. 肠源性感染

    C. 创伤性感染　　　　　　　　　　D. 血源性感染

    E. 医源性感染

11. 下列关于膝关节结核的描述，正确的是：　　　　　　　　（　　）

    A. 关节半脱位、膝外翻畸形

    B. 全关节结核宜早期做病灶清除术

    C. 全关节结核 X 线表现有磨砂玻璃样改变

    D. 膝关节结核早期病理表现为炎性浸润和渗出

    E. 关节镜对早期滑膜结核具有重要诊断价值

12. 下列说法中正确的有：　　　　　　　　　　　　　　　　（　　）

    A. 髋关节结核最早出现的症状是疼痛

    B. 化脓性骨髓炎最常见的致病菌为链球菌

    C. 化脓件关节炎浆液渗出期时，关节软骨已被破坏

    D. 急性血源性骨髓炎常见于 10 岁以下儿童

    E. 小儿髋关节结核表现为夜啼

13. 关于化脓性关节炎的描述中，错误的有：　　　　　　　　（　　）

    A. 浆液纤维素性渗出期软骨被破坏

    B. 关节腔穿刺是诊断化脓性关节炎的最重要手段

    C. 化脓性关节炎后功能保留及保留程度关键在于手术的彻底性

    D. X 线检查可出现关节挛缩畸形或骨性强直

    E. 难以行穿刺插管的较深大关节化脓者，宜行关节矫形术

14. 关于急性血源性骨髓炎病理变化的描述中，正确的有：　　（　　）

    A. 骨膜下脓肿致骨密质外层缺血坏死

B. 可形成窦道

C. 菌栓进入长骨的干骺端,迅速发生骨坏死,并形成局限性骨脓肿

D. 晚期以骨质破坏和坏死为主

E. 脓液进入骨髓腔形成大片死骨

15. 关于化脓性骨髓炎的治疗,正确的有: （ ）

A. 局部制动,以消除炎症和预防病理性骨折

B. 少量多次输血

C. 引流

D. 联合使用抗生素

E. 体温下降后停止使用抗生素

16. 下列抗结核治疗方法中,正确的有: （ ）

A. 治疗骨关节结核病的首选药物是利福平＋卡那霉素

B. 骨关节结核大多数继发于淋巴结结核

C. 服用抗结核药物时可加用维生素 B_6 以减少毒性反应

D. 结核有复发的可能,至少用药 2 年

E. 脊柱结核常见的首要体征畸形

17. 关于化脓性骨髓炎的叙述,不正确的有: （ ）

A. X 线可见虫蚀样破坏

B. 慢性骨髓炎多数是由于低毒性细菌感染引起

C. 引流管连续冲洗 1 周

D. 以手术治疗为主

E. 1 次细菌培养结果阴性即可拔除引流管

18. 股骨粗隆间骨折出现的症状、体征有: （ ）

A. 下肢外旋 60°畸形 　　　　　B. 骨盆分离试验阳性

C. 下肢短缩畸形 　　　　　　　D. 髋部肿胀压痛

E. 下肢外旋 90°畸形

四、简答题

1. 急性血源性骨髓炎的分类有哪些?

2. 急性血源性骨髓炎的感染途径有哪些?

3. 寒性脓肿的概念及常见脓肿部位是哪些?

4. 髋关节结核的发展与转归是什么?

5. 特殊类型的慢性骨髓炎分型有哪些?

6. 骨与关节感染的护理要点有哪些?

五、案例分析题

1. 某患者,男性,40 岁,右髋外伤后疼痛,不能活动 4 小时。4 小时前患者乘公共汽车,左下肢搭于右下肢上,突然急刹车,右膝顶撞于前座椅背上,即感右髋部剧痛,不能活动,遂来院诊治。患者身体素健。无特殊疾病,无特殊嗜好。查体:全身情况良好,心肺腹未见异常。骨科情况:仰卧位,右下肢短缩,右髋呈屈曲内收内旋畸形。各项活动均受限。右大粗隆上移。右膝踝及足部关节主动被动活动均可,右下肢感觉正常。
请根据病情请列出临床诊断、评估要点、治疗原则、护理问题及护理措施、健康宣教。

2. 某患者,男性,28 岁,"左膝红肿疼痛伴高热五天"来院就诊。患者十天前摔倒致左膝肿胀、破损,未及时就诊治疗。2013 年 6 月 6 日左膝红肿加重,疼痛加剧,并伴有寒战高热,体温(腋温)最高达 39.9 ℃,在当地医院使用抗生素治疗三天未明显改善。为求进一步治疗来医院门诊就诊,以"左膝化脓性关节炎"于 2013 年 6 月 11 日收治入院。入院体检示:患者左膝关节屈曲、外展、外旋位,活动及伸直位时疼痛加剧,局部红、肿、热、痛及关节积液明显,功能障碍,浮髌试验(+)。2013 年 6 月 13 日行关节腔清理术。患者现患肢肿胀明显,担心预后。

(1) 急性化脓性关节炎的临床表现有：　　　　　　　　　　（　　）
　　A. 关节痛:病情缓慢,肿而不红
　　B. 关节痛:游走性、轻度红、肿、热,与天气变化有关
　　C. 穿刺液:白细胞数增多,中性粒细胞比例占 75％
　　D. 关节痛:急性发作,高烧、红肿明显,不能活动,白细胞计数高
　　E. 穿刺液:关节液白细胞甚多,中性粒细胞比例占 90％

(2) 处理急性血源性骨髓炎的正确方法是：　　　　　　　　（　　）
　　A. 加强支持疗法　　　　　　　B. 早期联合、足量应用抗生素
　　C. 患肢抬高　　　　　　　　　D. 早期进行功能锻炼
　　E. 尽早开窗引流

(3) 膝关节化脓性关节炎,早期治疗最好的方法是联合使用：　（　　）
　　A. 早期足量有效抗生素　　　　B. 关节穿刺抽液
　　C. 关节穿刺注入抗生素　　　　D. 石膏固定
　　E. 手术治疗

(4) 急性化脓性关节炎经穿刺注射药物和抗菌药物积极治疗 3～4 天后,症状未能控制,首先应采取的措施有：　　　　　　　（　　）
　　A. 切开排脓、冲洗　　　　　　B. 抗菌药物腔内滴注

C. 外敷药物　　　　　　　　　　D. 施行彻底的病灶清除术

E. 调整抗菌药物

(5) 化脓性关节炎后功能保留及保留程度关键在于：　　　　　　（　　）

A. 全身支持疗法　　　　　　　　B. 手术的彻底性

C. 早期诊断　　　　　　　　　　D. 及时治疗

E. 抗菌药物敏感程度

(6) 化脓性关节炎的早期症状有：　　　　　　　　　　　　　（　　）

A. 关节呈半屈曲状态

B. 关节肿胀和关节腔内积液

C. 畏寒、发热、全身不适

D. 关节部疼痛,轻微活动即引起剧痛

E. 病理性骨折

参 考 答 案

一、填空题

1. 血源性传播　邻近关节附近的化脓性病灶直接蔓延至关节腔内　开放性关节损伤发生感染　医源性感染

2. 早期足量全身性使用抗生素　关节腔内注射抗生素　关节腔持续性灌洗　经关节镜灌洗　关节切开引流

3. Brodie　长骨干骺端　胫骨　股骨　肱骨

4. 腰椎　胸椎　胸腰段　中心型　边缘型

5. 骨膜　骨密质　骨松质　骨髓组织

6. 金黄色葡萄球菌　乙型链球菌

7. 胫骨上段　股骨下段　肱骨　髂骨

8. 金黄色葡萄球菌

9. 手术治疗　清除死骨　炎性肉芽组织　消灭死腔

10. 儿童　髋　膝

11. 关节镜检查　滑膜活检

12. 骨质破坏　椎间隙狭窄

13. 混合性感染　穿刺针孔处形成窦道

二、单项选择题

1. B　2. A　3. D　4. A　5. C　6. A　7. E　8. C　9. C　10. E　11. B

12. E　13. A　14. E　15. E　16. D　17. C　18. B　19. B　20. C

21. C **22.** A **23.** D **24.** D **25.** B **26.** C **27.** E **28.** A **29.** A

30. E **31.** D **32.** D **33.** E **34.** E **35.** C **36.** D **37.** D **38.** C

39. D **40.** B **41.** A **42.** E **43.** B **44.** D **45.** D **46.** D **47.** C

48. B **49.** B **50.** C **51.** B **52.** C **53.** D **54.** B **55.** D **56.** D

57. C **58.** E **59.** B **60.** B

三、多项选择题

1. ACDE **2.** BCE **3.** CDE **4.** ADE **5.** ABCE **6.** ABCDE

7. ACDE **8.** BCD **9.** ACDE **10.** ACD **11.** ADE **12.** ADE

13. CE **14.** ABCE **15.** BCD **16.** CD **17.** BCE **18.** CDE

四、简答题

1. 急性血源性骨髓炎可以分为：

（1）脓毒血症型：有败血症的全身症状和局部骨质病变的临床表现，同时常并发肺炎或软组织深部多发性脓肿或化脓性心包炎。

（2）并发关节炎型：一般在干骺端起病，随即可侵入邻近关节。股骨上端病变可侵入髋关节；髂骨翼病变可延至髋臼；胫骨上端病变则可穿入膝关节。干骺端破坏后，可直接影响骺板，不但可促使感染波及关节腔，而且可以发生骺滑脱。

（3）败血症型：局部急性血源性骨髓炎的症状不明显，全身寒战、高热（体温上升至 39～40 ℃以上），病变进一步发展，出现昏迷、休克等全身败血症现象，脓肿自行穿破或切开引流后，局部感染反应可明显减轻，形成瘘道。

2. 急性血源性骨髓炎的感染途径包括：

（1）血源性感染：身体其他部位化脓性病灶中的细菌，经血液循环播散至骨内，即血源性骨髓炎；

（2）创伤性感染：细菌从伤口直接侵入骨组织，如开放性骨折感染发生的骨髓炎，即创伤性骨髓炎；

（3）蔓延性感染：由邻近软组织感染直接蔓延所致的外来性骨髓炎。

3. 寒性脓肿也称冷脓肿，是与热脓肿相对而言。因为一般的脓肿局部皮肤发红，触之皮肤发热，而结核造成的脓肿与一般化脓性感染不同，虽然也有疼痛、肿胀、功能障碍，但常没有红、热等现象，故称"冷脓肿"。寒性脓肿是脊柱结核的一种常见并发症。

常见脓肿部位有：

（1）颈椎结核可有咽后壁脓肿，并可流注到锁骨上窝；

（2）胸椎结核多为椎旁脓肿；

（3）胸腰段结核可同时有椎旁和腰大肌脓肿。

腰椎结核脓液聚集在腰大肌鞘内，可沿髂腰肌流注到腹股沟内、小转子，甚至腘窝部形成脓肿。腰骶段结核可同时有腰大肌脓肿和骶前脓肿,脓肿破溃后可形成窦道,并发混合性感染。

4. 髋关节结核早期多见于单纯滑膜结核和单纯骨结核。单纯骨结核好发于股骨头、股骨颈和髋臼的髂骨部分。病变部位骨质破坏后形成死骨、空洞,后期易形成寒性脓肿,脓肿破入关节腔可形成全关节结核,或向周围流注成为臀部及盆腔内寒性脓肿,可发生病理性髋关节脱位。

5. 特殊类型的慢性骨髓炎分型主要有慢性硬化性骨髓炎、慢性局限性骨脓肿和创伤后骨髓炎三种。

(1)慢性硬化性骨髓炎:是慢性骨髓炎的一种表现形式,表现为骨质增生、增厚、硬化。多发生在长骨干,以胫骨、腓骨和尺骨为好发部位,是由于骨质增生、骨内张力增加所致。X线显示骨质硬化,骨皮质增厚,髓腔变窄或消失,骨密度增加,可伴有小的破坏区。

(2)慢性局限性骨脓肿:以胫骨上端和下端、股骨、肱骨和桡骨下端为好发部位,偶见于椎体等扁平骨。X线片显示长骨干骺端或骨干皮质呈圆形或椭圆形低密度骨质破坏区,边缘较整齐,周围密度增高为骨质硬化反应,硬化带与正常骨质间无明确分界。

(3)创伤后骨髓炎:创伤后骨髓炎是一种开放性骨折术后、骨折切开复位内固定术后或其他骨关节术后出现的骨组织感染。病变在骨折端附近,急性期感染以骨髓腔内感染最严重,表现为高热、寒战等毒血症症状,与急性血源性骨髓炎相似。

6. 骨与关节感染的护理要点包括:

(1)卧床休息,保持患肢正确体位;

(2)观察用药反应;

(3)功能锻炼;

(4)关节镜术后护理;

(5)关节腔持续性灌洗的护理;

(6)注意牵引、石膏固定患者的护理。

五、案例分析题

1. (1)诊断及诊断依据:

① 诊断:右髋关节后脱位。② 诊断依据:a. 典型的受伤机制;b. 大粗隆上移;c. 典型的右下肢畸形表现;d. 右下肢其他关节功能正常,感觉正常,说明未合并坐骨神经损伤。

(2)进一步检查:右髋正侧位X线片可证实脱位,并了解脱位情况及有无合并骨折。

(3)评估要点:

①　观察要点：牵引是否有效、肢端血运及活动情况、长期卧床患者有无并发症发生。

②　体检要点

后脱位：患肢呈屈曲、内收、内旋和短缩畸形，患侧臀部隆起处可触及股骨头；

前脱位：患肢呈外展、外旋及屈曲畸形，较健肢为长，在闭孔或腹股沟附近可触及股骨头；

中心脱位：局部疼痛肿胀、活动障碍，无特殊体位畸形。

③　交谈要点：了解外伤史、掌握个人史。

（4）治疗原则

①　无骨折或只有小片骨折的单纯性后脱位，应手法复位，皮牵引固定。

②　如髋臼后缘有大块骨折或粉碎骨折或股骨头骨折，属复杂性后脱位，目前主张早期手术治疗，切开复位与内固定。

（5）主要护理问题及护理措施

①　疼痛：与关节脱位、局部软组织受伤有关。

措施：a. 按医嘱给予止痛药物；b. 安置合理体位；c. 在患者进行康复训练或外出搬运时，做好疼痛管理。

②　有牵引效能降低的可能。

措施：a. 告知牵引目的、注意事项；b. 保持牵引绳与身体纵轴成一直线，牵引重量为体重的 $1/10\sim1/7$。

③　知识缺乏：缺乏功能锻炼相关知识。

措施：a. 卧床期间：行踝关节背伸.跖屈及股四头肌等长收缩运动，各维持 $5\sim10$ 秒，3 次/天，4 组/次，10 个/组。循序渐进地进行髋膝关节屈伸活动及髋外侧肌锻炼。b. 行走训练：术后 3 个月，在保护下下床活动，进行步态训练，注意安全，预防跌倒。

④　潜在并发症：周围神经血管损伤。

措施：注意观察患肢感觉、活动和肢端皮温、肤色及足背伸情况常，如发现异常及时通知医师，给予营养神经等对症治疗，必要时行手术探查松解。

（6）健康教育

①　饮食指导：均衡膳食营养，同时指导患者补充钙质摄入，以促进疾病的康复。

②　功能锻炼：根据治疗方法及愈合情况决定下床活动时间，指导每日进行功能锻炼；正确使用助行器具，注意安全，防止跌倒造成再次骨折。

③　门诊复查：术后 3 个月内每月复查，不适即随诊。

2.（1）DE　（2）ABCE　（3）ABC　（4）AB　（5）CD　（6）ABCD

第八章　骨肿瘤

一、填空题

1. 恶性骨肉瘤最常见的发病部位是_____和_____。

2. 骨肉瘤患者的治疗包括_____和_____。

3. 软骨肉瘤是指来源于_____或_____的原发性恶性肿瘤。

4. 骨软骨瘤可分为_____和_____两类。

5. 骨巨细胞瘤是原发性潜在恶性骨肿瘤,起源于_____。

6. 发生在脊柱部位的骨巨细胞瘤可引起_____、_____及_____。

7. 骨软骨瘤结构较特殊,一般可分为_____层。表层为_____组成,和相邻骨膜相连;中层为_____;基底部为_____,与患骨相连。

8. 脊索瘤被认为是起源于_____和_____等处残存脊索组织的_____。

9. 骨样骨瘤是来源于_____的良性骨肿瘤,由_____及其所产生的骨样组织构成。

10. 骨巨细胞瘤的临床表现有_____、_____、_____及_____。

11. 肿瘤破坏骨组织的结构,易造成_____。

12. 骨肉瘤典型的 X 线表现可见_____和形成_____三角。

13. 尤文肉瘤起源于骨髓的_____组织,以_____为主要结构的原发_____骨肿瘤。

14. 脊索瘤的发病部位恒定,50％～60％位于_____,25％～40％位于_____,其余 15％～20％位于_____。

15. 骨肿瘤患者在晚期出现_____和_____,随时会有生命危险。

二、单项选择题

1. 最常见的良性骨肿瘤为:　　　　　　　　　　　　　　　　（　　）

  A. 骨样骨瘤　　　　　　　　　　B. 骨软骨瘤

  C. 骨巨细胞瘤　　　　　　　　　　D. 骨囊肿

  E. 骨瘤

2. 某患者,男性,30 岁。5 个月前曾扭伤膝关节,之后右膝关节内侧疼痛,肿胀逐渐加重,4 个月前于外院 X 线片,见右胫骨上端内侧有一 5 cm×5 cm 大小透光区,中间有肥皂泡沫阴影,骨端膨大,近 1 个月来肿胀明显加重,夜间疼痛难忍,右膝关节活动受限。入院后右下肢 X 线片示胫骨上端病变扩大,肥皂泡沫阴影消失,骨皮质已被穿破伴软组织肿块侵入。最可能的诊断是: 　　　　　　　　　　　　　　　　　　　　　(　)

  A. 骨肉瘤　　　　　　　　　　　B. 骨软骨瘤恶变

  C. 骨囊肿恶变　　　　　　　　　　D. 骨纤维瘤恶变

  E. 骨巨细胞瘤恶变

3. 对截肢病人进行残肢护理时,错误的一项是: 　　　　　　　　(　)

  A. 伤口愈合后需整天穿义肢

  B. 为防出血,用棉垫加弹力绷带在残肢近侧加压包扎

  C. 为了残肢的舒适,最好穿上袜子

  D. 观察残端有无肿胀、肤色改变、渗液、水疱等

  E. 床头备用止血带

4. X 线摄片见骨膜下端有骨质破坏,边界不清及骨膜反应,应考虑诊断为: 　　　　　　　　　　　　　　　　　　　　　　　　(　)

  A. 急性骨髓炎　　　　　　　　　B. 化脓性关节炎影响股骨下段

  C. 骨恶性肿瘤　　　　　　　　　　D. 骨结核

  E. 类风湿关节炎

5. 生长迅速的骨肿瘤最显著的症状是: 　　　　　　　　　　(　)

  A. 病理性骨折　　　　　　　　　B. 逐渐加重的疼痛

  C. 局部肿胀　　　　　　　　　　D. 明显的全身症状

  E. 相应的关节活动受限

6. 某患者,女性,20 岁。膝下内侧肿物两年,无明显疼痛,X 线片示:胫骨上端内侧骨性突起,基底宽。最可能的诊断是: 　　　　　(　)

  A. 骨样骨瘤　　　　　　　　　　B. 骨肉瘤

  C. 软骨瘤　　　　　　　　　　　D. 软骨肉瘤

  E. 骨软骨瘤

7. 骨软骨瘤的临床表现是: 　　　　　　　　　　　　　　(　)

  A. 肿瘤迅速生长

  B. 多数无症状,无意中发现骨性肿块

    C. 局部红肿、疼痛

    D. 摄片显示骨破坏、膨胀改变

    E. 常见部位是手或足的管状骨

8. 骨肉瘤治愈率低的最主要原因是： （   ）

    A. 肿瘤恶性程度高　　　　　　　　B. 手术切除不彻底

    C. 肿瘤对化疗不敏感　　　　　　　D. 患者不能坚持术后化疗

    E. 在诊断时已有 70% 的病人在血液中发现肿瘤细胞

9. 关于尤因肉瘤，下列哪项是错误的： （   ）

    A. 多见于儿童

    B. 好发于股骨、胫骨、尺骨

    C. 早期向肺部转移，不向其他转移

    D. 主要症状为进行性疼痛，逐渐加重

    E. 对放疗敏感，预后极差

10. 下列哪项不是恶性肿瘤所特有的 X 线表现： （   ）

    A. Codman 三角　　　　　　　　　B. 葱皮现象

    C. 日光射线状态　　　　　　　　　C. 肿瘤骨

    E. 病理性骨折

11. 关于骨肉瘤，下列哪项是错误的： （   ）

    A. 多见于年轻人

    B. 是非常恶性的骨肿瘤

    C. 摄片可有考特曼三角及日光射线现象

    D. 截肢术前术后均需化疗

    E. 肺转移发生率较低

12. 骨软骨瘤突然生长加快，X 线显示在瘤体边缘有模糊不清的棉絮状阴影。
    对其治疗应采用： （   ）

    A. 观察　　　　　　　　　　　　　B. 肿瘤切除术

    C. 局部广泛切除或截肢　　　　　　D. 放射疗法

    E. 化学疗法

13. 生长迅速，局部疼痛日益加剧，局部温度增高，X 线片示有骨膜反应的骨
    肿瘤。最肯定的诊断是： （   ）

    A. 骨瘤　　　　　　　　　　　　　B. 软骨瘤

    C. 骨软骨瘤　　　　　　　　　　　D. 骨髓瘤

    E. 骨肉瘤

14. 关于骨肿瘤的治疗，下列哪项是错误的： （   ）

    A. 骨肿瘤的治疗最主要的是明确诊断

  B. 良性骨肿瘤常用的是局部切除或刮除加植骨,并为防止术后复发加用放疗

  C. 恶性骨肿瘤目前的治疗是截肢或关节解脱,并术前加用化疗或放疗等联合治疗

  D. 良性肿瘤病理性骨折愈合后如病损存在,可进行刮除加植骨

  E. 恶性程度高的骨肿瘤病理骨折后,因愈合困难,需要坚实髓内针固定

15. 关于骨巨细胞瘤的特点,下列选项叙述中错误的是: ( )

  A. 属于潜在恶性肿瘤

  B. 多见于成年人

  C. 病灶多在干骺端

  D. 肿瘤可穿破骨皮质侵入软组织

  E. 局部刮除后容易复发

16. 良性骨肿瘤与恶性骨肿瘤最主要的鉴别点是: ( )

  A. 生长的快慢

  B. 局部有无疼痛

  C. X 线片上肿块边缘是否清楚

  D. 有无考特曼三角

  E. 病理组织学检查

17. 关于骨巨细胞瘤的说法,下列正确的是: ( )

  A. 为最常见的良性肿瘤,但是具有侵袭性生长倾向

  B. X 线检查主要为溶骨,少数具有成骨及钙化

  C. 常见于儿童及青少年

  D. X 线检查和动脉瘤性骨囊肿难区别,动脉造影可鉴别之

  E. 手术彻底的囊内切除是治疗的首选方法

18. 下列哪项对鉴别良性与恶性骨肿瘤无意义: ( )

  A. 有无肿块

  B. X 线上病变境界是否清晰,骨膜是否有明显反应

  C. 碱性磷酸酶是否升高

  D. 有无全身症状

  E. 有无局部皮肤静脉怒张,温度增高

19. 在骨肉瘤的治疗中,疗效较好的是: ( )

  A. 肿瘤刮除加化学疗法   B. 局部整块切除

  C. 化学疗法   D. 放射治疗

  E. 化学疗法加肿瘤骨灭活再植后再化疗

20. 良性骨肿瘤的 X 线表现为: ( )

A. 边缘清楚   B. 出现葱皮现象

C. 骨膜反应明显   D. 空腔形成

E. 多出呈虫蛀状破坏

21. 下列哪项符合骨肉瘤的性质：   （   ）

A. 生长缓慢   B. X 线片可见 Codman 三角

C. 局部无发热、静脉怒张   D. 肿块活动,边界清楚

E. 关节邻近骨端增大

22. 骨肿瘤的临床表现和诊断下列哪项最为正确：   （   ）

A. 疼痛是恶性肿瘤的特征性症状

B. 转移性骨肿瘤 X 线片上均是溶骨性破坏

C. 骨肿瘤的诊断绝对依靠病理检查

D. 碱性磷酸酶下沉可排除恶性肿瘤的可能

E. Codman 三角多见于骨肉瘤

23. 骨肿瘤化验检查时,哪种指标特异性升高：   （   ）

A. 血沉   B. 酸性磷酸酶

C. 碱性磷酸酶   D. 白细胞

E. 中性粒细胞

24. 下列哪项不是骨巨细胞瘤的临床表现：   （   ）

A. 疼痛   B. 局部肿胀、肿块

C. 关节功能障碍   D. 局部皮温升高

E. 局部脓肿

三、多项选择题

1. 不属于骨巨细胞瘤的肿瘤细胞有：   （   ）

A. 多核巨细胞   B. 基质细胞

C. 浆细胞   D. 骨母细胞

E. 网织内皮细胞

2. 骶骨肿瘤的临床表现包括：   （   ）

A. 慢性腰腿痛   B. 排尿困难

C. 便秘   D. 剧烈疼痛

E. 足踝运动障碍

3. 骶骨肿瘤易被误诊为以下哪些疾病：   （   ）

A. 脊索瘤   B. 骨巨细胞瘤

C. 神经纤维瘤   D. 骨髓瘤

E. 腰椎间盘突出症

4. 对化疗较敏感的肿瘤为： 　　　　　　　　　　　　　　　　　（　　）

    A. 骨肉瘤 　　　　　　　　　　　　B. 骨髓瘤

    C. 尤文肉瘤 　　　　　　　　　　　D. 恶性淋巴瘤

    E. 骨巨细胞瘤

5. 恶性骨肿瘤的转移途径有： 　　　　　　　　　　　　　　　　　（　　）

    A. 血行性转移 　　　　　　　　　　B. 淋巴扩散转移

    C. 局部转移 　　　　　　　　　　　D. 种植性扩散

    E. 消化道转移

6. 恶性骨肿瘤异体骨伴关节移植术的手术并发症有： 　　　　　　　（　　）

    A. 感染 　　　　　　　　　　　　　B. 骨折

    C. 延缓愈合 　　　　　　　　　　　D. 不愈合

    E. 迟发窦道

7. 恶性骨肿瘤的保肢重建技术有： 　　　　　　　　　　　　　　　（　　）

    A. 关节融合术 　　　　　　　　　　B. 人工假体置换术

    C. 肿瘤灭活再植术 　　　　　　　　D. 带血管自体骨移植术

    E. 骨延长术

8. 非霍奇金淋巴瘤与 Ewing 肉瘤的区别在于： 　　　　　　　　　（　　）

    A. 非霍奇金淋巴瘤瘤细胞含有糖原，PAS 糖原反应阴性

    B. 非霍奇金淋巴瘤瘤细胞呈圆形，核较大，网织纤维多分布在瘤细胞之间

    C. X 线片上可鉴别，非霍奇金淋巴瘤无葱皮样骨膜反应

    D. 非霍奇金淋巴瘤放疗以 40～50 Gy 照射，而 Ewing 肉瘤需要 30～

      40 Gy照射

    E. 非霍奇金淋巴瘤多发于颌骨，而 Ewing 肉瘤少见

9. 关于骨肉瘤，下列选项中正确的有： 　　　　　　　　　　　　　（　　）

    A. 好发于股骨下段和胫骨上端干骺端

    B. 局部肿胀、疼痛，有时表现类似急性炎症

    C. 影像学 X 线摄片可见骨质破坏，骨膜下新骨形成和日光放射状阴影

    D. 经摄片诊断，应立即行高位截肢术

    E. 预后差

10. 骨肉瘤的新治疗方案为： 　　　　　　　　　　　　　　　　　（　　）

    A. 术前化疗 　　　　　　　　　　　B. 术前化疗的评估

    C. 手术 　　　　　　　　　　　　　D. 术后放疗

    E. 术后化疗

11. 骨肉瘤可见到的骨膜反应有： 　　　　　　　　　　　　　　　（　　）

    A. Codman 三角 　　　　　　　　　B. "日光射线"现象

    C. 葱皮样变   D. 骨膜增厚

    E. 肥皂泡样变

12. 骨纤维肉瘤的特点有：   （   ）

    A. 病理分化差的纤维肉瘤是硬的,其内容为鱼肉样和黏液病灶

    B. 好发部位:长管状骨干骺端

    C. X 线平片特点:地图形,虫咬形,穿凿形溶骨性骨破坏

    D. X 线平片特点:很少有骨硬化及骨膜,若有骨膜反应,可以表现为板层样.放射状及 Codman 三角

    E. 对化疗放疗均敏感,也可手术治疗

13. 骨样骨瘤的临床特点有：   （   ）

    A. 男:女发病比例为 3:1

    B. 疼痛为主

    C. 好发部位依次为:腰椎、颈椎、胸椎

    D. 摄片 X 线示:一个直径 1 cm 以内的椭圆或圆形中心,X 线透明区周围被一均匀的硬化带所包绕的病变

    E. 治疗以手术为主

14. 骨肿瘤的生长方式为：   （   ）

    A. 膨胀性生长   B. 浸润性生长

    C. 弥漫性生长   D. 外生性生长

    E. 内生性生长

15. 骨肿瘤的治疗包括：   （   ）

    A. 手术治疗   B. 化学治疗

    C. 放射治疗   D. 中药治疗

    E. 免疫治疗

16. 关于骨肉瘤下列说法正确的有：   （   ）

    A. 好发于胫骨近端和股骨远端,颌骨及腓骨上端亦较常见

    B. 骨的恶性骨肿瘤,占原发性骨肿瘤的 2% 左右,占恶性骨肿瘤的 30%

    C. X 线摄片检查以成骨为主,常有明显的骨膜反应

    D. X 线摄片检查可明确诊断,治疗以截肢为主

    E. 包块为最常见的症状

17. 关于骨肉瘤的病理,下列说法正确的有：   （   ）

    A. 大体所见肿瘤多位于骨骺部,骨膜、骨皮质及骨髓腔均可受累

    B. 肿瘤一般较硬,常呈鱼肉状

    C. 可见瘤巨细胞

    D. 肿瘤细胞异型性不明显,核分裂象不多见

　　　E. 瘤骨形态及大小不一,排列紊乱

18. 良性骨肿瘤的诊断特点为: 　　　　　　　　　　　　　　　(　)

　　　A. 生长慢

　　　B. X 线片见边缘清晰,无骨膜反应

　　　C. 贫血和碱性磷酸酶增高

　　　D. 无症状或有轻微症状

　　　E. 病理检查常可见分裂象

19. 恶性骨肿瘤的诊断特点是: 　　　　　　　　　　　　　　(　)

　　　A. 生长快　　　　　　　　　　　　B. 局部症状明显

　　　C. 易有远处转移　　　　　　　　　D. X 线摄片示骨破坏明显

　　　E. 易发生病理性骨折

20. 关于骨软组织肿瘤,根据解剖部位,下列属于间室外、囊外肿瘤的是:

　　　　　　　　　　　　　　　　　　　　　　　　　　　　　(　)

　　　A. 腘窝部肿瘤　　　　　　　　　　B. 肩胛周围肿瘤

　　　C. 腋窝部肿瘤　　　　　　　　　　D. 锁骨周围肿瘤

　　　E. 手指部位肿瘤

21. 骨肿瘤的治疗原则是: 　　　　　　　　　　　　　　　　(　)

　　　A. 早期诊断　　　　　　　　　　　B. 早期截肢

　　　C. 早期放疗　　　　　　　　　　　D. 早期寻找原发灶

　　　E. 早期化疗

22. 骨肿瘤诊断方法的基本原则为: 　　　　　　　　　　　　(　)

　　　A. 临床表现　　　　　　　　　　　B. 免疫学检查

　　　C. 病理检查　　　　　　　　　　　D. 放射检查

　　　E. 核磁检查

23. 骨转移癌病人血钙浓度增高的原因为: 　　　　　　　　　(　)

　　　A. 长期卧床缺钙

　　　B. 病理骨折可释放钙

　　　C. 低蛋白血症,致血液中游离钙浓度增加

　　　D. 溶骨性破坏

　　　E. 类甲状旁腺激素分泌高

24. 滑膜肉瘤的临床表现为: 　　　　　　　　　　　　　　　(　)

　　　A. 运动缓慢,有轻度疼痛和压痛

　　　B. 有时无明显症状

　　　C. 肿胀弥漫,局部发红,运动受限

　　　D. 发病年龄为青少年

E. 单纯切除后复发率高,因而术前应放疗,然后再截肢

25. 脊索瘤的特征是:　　　　　　　　　　　　　　　　(　　)

    A. 起源于主轴骨骼发育残留的脊索恶性肿瘤

    B. 骶骨尾部肿瘤疼痛亦是夜间疼痛剧烈

    C. 脊髓造影可显示脊管内硬膜扩张

    D. 组织学特点:细胞内外有黏液存在,有印戒细胞

    E. 治疗以手术治疗、放射治疗、化学治疗相结合

26. 恶性肿瘤的保肢重建技术有:　　　　　　　　　　　(　　)

    A. 关节融合术　　　　　　　　　B. 人工假体置换术

    C. 肿瘤灭活再植术　　　　　　　D. 带血管自体骨移植术

    E. 骨延长术

27. 碱性磷酸酶在骨肿瘤诊断中的意义有:　　　　　　　(　　)

    A. 成骨性骨肿瘤伴碱性磷酸酶增高,提示骨肉瘤可能性大

    B. 溶骨性骨肿瘤伴碱性磷酸酶增高,提示预后不佳

    C. 经治疗后碱性磷酸酶下降,提示预后较好

    D. 成骨性骨肿瘤伴轻度碱性磷酸酶增高,提示预后较好

    E. 治疗前高、治疗后低,随后再次增高,提示转移病灶发生

28. 恶性骨肉瘤实验室检查中可见到的结果有:　　　　　(　　)

    A. 血钙升高　　　　　　　　　　B. 血磷升高

    C. 血碱性磷酸酶升高　　　　　　D. 血酸性磷酸酶增高

    E. 血总蛋白浓度升高

29. 骨肉瘤患者化疗后常见的并发症有:　　　　　　　　(　　)

    A. 胃肠道反应　　　　　　　　　B. 心脏毒性

    C. 骨髓抑制　　　　　　　　　　D. 皮肤毒性反应

    E. 脱发

30. 某患者,男性,15岁,学生,左膝关节扭伤后疼痛并出现左股骨下端肿块两个月有余,近来又加重,而住院。体检:T38℃,脸色白,心肺腹均阴性,左股骨下端前外侧隆起,表面静脉怒张,皮温增高,有压痛。X线片见股骨下端斑点状,骨质破坏伴日光反射状骨膜反应。进一步处理应为:(　　)

    A. 截肢　　　　　　　　　　　　B. 肿瘤刮除后植骨

    C. 给予大剂量抗生素　　　　　　D. 化疗

    E. 腹股沟淋巴结活检

31. 下列属于良性骨肿瘤的有:　　　　　　　　　　　　(　　)

    A. 骨巨细胞瘤　　　　　　　　　B. 骨软骨瘤

    C. 骨髓瘤　　　　　　　　　　　D. 软骨肉瘤

E. 脊索瘤

32. 下列说法中正确的有： （　　）

A. 骨扫描是检测转移性骨肿瘤敏感的方法

B. 转移性骨肿瘤治疗多采用姑息性治疗

C. 女性转移性骨肿瘤多来源于乳腺癌

D. 男性转移性骨肿瘤多来源于前列腺癌

E. 前列腺癌骨转移时可出现酸性磷酸酶升高

33. 对截肢病人的护理正确的有： （　　）

A. 下肢截肢者，每 3～4 小时俯卧 20～30 分钟

B. 术后 24～48 小时去枕平卧

C. 渗血较多者，可用棉垫加弹性绷带加压包扎

D. 观察肢体残端渗血情况

E. 术后病人床旁应常规放置止血带

34. 关于幻肢痛，下列说法正确的有： （　　）

A. 多为持续性 　　　　　　　　　 B. 以夜间为甚

C. 以白天为甚 　　　　　　　　　 D. 属于精神因素性疼痛

E. 可采取放松疗法等心理治疗手段消除疼痛

35. 下列说法中正确的有： （　　）

A. 骨软骨瘤好发于股骨下端、胫骨上端、肱骨上端

B. 骨巨细胞瘤好发于股骨下端、胫骨上端

C. 骨肉瘤好发于股骨远端、胫骨近端、肱骨近端

D. 软骨肉瘤好发于骨盆

E. 尤文肉瘤好发于长骨骨干、骨盆和肩胛骨

36. 关于骨巨细胞瘤，下列说法中正确的有： （　　）

A. 多发于 20～40 岁的青壮年

B. 好发于胫骨上端、股骨下端及桡骨远端

C. 可有复发及转移

D. 早期局部彻底切刮术加灭活处理是治疗的关键

E. Codman 三角为其 X 线特点

37. 下列关于骨肿瘤的治疗，错误的有： （　　）

A. 刮除植骨术适用于良性骨肿瘤及瘤样病变

B. 截肢术仍是解除恶性骨肿瘤病人痛苦的一种有效的治疗方法

C. 恶性骨肿瘤患者应首选非手术治疗

D. 骨肉瘤对放疗敏感

E. 尤文肉瘤对放疗不敏感

38. 关于辅助检查,下列说法正确的有: （　　）

　　A. Bence-Jones 蛋白阳性提示浆细胞骨髓瘤

　　B. 恶性骨肿瘤可有血清碱性磷酸酶升高

　　C. 病理活检是确诊骨肿瘤的重要手段

　　D. 恶性骨肿瘤可有血钙升高

　　E. X 线检查对骨肿瘤的诊断具有重要价值

39. 确诊恶性肿瘤的依据,下列选项中错误的有: （　　）

　　A. X 线片＋CT

　　B. X 线片＋ECT

　　C. 临床表现＋X 线片＋生化测定

　　D. X 线片＋病理

　　E. 临床表现＋X 线片＋病理

40. 截肢患者预防关节痉挛,正确的有: （　　）

　　A. 截肢后患肢要固定于功能位,残端给予沙袋压迫,防止屈曲

　　B. 大腿截肢术后,应防止髋关节屈曲内收挛缩

　　C. 小腿截肢术后,要避免膝关节屈曲挛缩

　　D. 膝下截肢术后,患者躺、坐时不要让残肢垂下床缘,长时间处于屈膝位

　　E. 膝上截肢术后,不要将枕头放在两腿之间

41. 恶性骨肿瘤截肢术后,需要预防哪些关节挛缩: （　　）

　　A. 大腿截肢术后:预防髋关节屈曲、外展挛缩

　　B. 小腿截肢术后:预防膝关节屈曲挛缩

　　C. 膝下截肢术后:患者躺、坐时不要让残肢下垂,长期处于屈曲位

　　D. 膝上截肢术后:不要将枕头放在两腿之间

　　E. 膝上截肢术后:两腿之间放置一软枕

四、简答题

1. 试述骨肉瘤的临床表现。

2. 试述骨肿瘤放射性治疗的适应证及禁忌证。

3. 简述骨巨细胞瘤的外科治疗方法。

五、案例分析题

1. 某患者,男性,15 岁。左小腿上段进行性疼痛 3 月余,偶有轻微发热。查体:左小腿上段外侧方可触及一质硬包块,有轻微压痛。左下肢 X 线片示:左胫腓骨骨干边界模糊,存在不规则的破坏区,周围伴有"葱皮样"反应骨形成。

（1）在采集病史时应特别注意询问： （ ）
    A. 有无低热、盗汗及慢性咳嗽史
    B. 有无左下肢外伤史
    C. 有无左小腿局部红肿热痛
    D. 疼痛是否在夜间加重
    E. 服用阿司匹林控制疼痛的效果如何

（2）如果经活检组织检查证实为尤文肉瘤，最佳治疗方案为： （ ）
    A. 术前化疗＋肿瘤大段切除＋术后化疗
    B. 截肢术
    C. 肿瘤刮除植骨术
    D. 肿瘤刮除骨水泥填充术
    E. 截肢术＋术后化疗

（3）除骨核素扫描外，对评估病情及判断预后最不可缺少的辅助检查是：
                        （ ）
    A. 患处 B 型超声显像
    B. 胸部 X 线摄片
    C. 患肢 CT 检查
    D. 测定血钙.血磷.碱性磷酸酶.酸性磷酸酶
    E. 测定血清总蛋白的浓度

2. 某患者，男性，23 岁。3 个月来右手腕部出现一进行性增大的质硬肿物，肿痛 3 个月，轻微外伤后疼痛症状明显加重。X 线示：桡骨远端存在偏心溶骨性骨质破坏区，伴有病理性骨折，骨皮质膨胀，有"肥皂泡样改变"。

（1）最可能的诊断： （ ）
    A. 骨肉瘤   B. 骨样骨瘤
    C. 内生软骨瘤   D. 滑膜肉瘤
    E. 骨巨细胞瘤

（2）这种肿瘤组织内的肿瘤细胞为： （ ）
    A. 巨细胞（破骨细胞）
    B. Ⅰ型基质细胞
    C. 软骨细胞
    D. 滑膜细胞
    E. 成骨细胞

（3）该疾病的主要治疗手段为： （ ）
    A. 手术切除   B. 放疗
    C. 化疗   D. 手术切除＋放疗

E. 手术切除＋化疗

3. 某患者,男性,25 岁。发现股骨下段包块就诊。查体:局部轻度压痛,关节无明显活动受限。X 线检查示:股骨下段内侧呈溶骨性破坏,轻度向内侧膨胀,软组织内无包块。病灶边缘清晰,无骨膜反应。

(1) 该患者初步诊断为: （   ）

    A. 尤因瘤   B. 骨髓瘤

    C. 骨肉瘤   D. 骨巨细胞瘤

    E. 骨结核

(2) 患者治疗出院后,下列哪项检查最为重要 （   ）

    A. 膝关节 X 线检查及胸部 X 线检查

    B. 血沉

    C. 抽血查瘤细胞

    D. 局部 CT 监测

    E. 全身核素扫描

(3) 1 年后患者又出现膝关节疼痛,X 线检查局部复发,骨端进一步膨胀,外侧亦可有皮质变薄。此时的治疗应采用: （   ）

    A. 全膝关节置换术

    B. 股骨下段切除假体置换术

    C. 免疫疗法

    D. 大剂量化疗

    E. 病灶清除骨水泥填充术

(4) 患者入院后体温正常,血常规及血沉均无异常,进一步治疗采用: （   ）

    A. 新辅助化疗

    B. 大剂量化疗

    C. 肿瘤切除骨水泥填充术

    D. 膝关节置换术

    E. 截肢术

(5) 关于本病,下列哪一项叙述正确: （   ）

    A. 是最常见的原发性骨肿瘤,多数为良性

    B. 多见于儿童和青少年

    C. 好发于长骨的骨骺,呈偏心性生长

    D. 手术治疗复发率较高

    E. 病理分级对肿瘤良性恶性程度有判断作用

4. 某患儿,男,12 岁。低热 37 ℃左右 1 个月,并感右股骨中段疼痛伴轻度肿胀。血红蛋白 110 g/L,血沉 55 mm/h,X 线检查示:股骨中段溶骨性破坏

呈梭形影,伴轻度成骨。有明显骨膜反应,软组织内未见肿块。

(1) 该患儿最可能的诊断是: （　）

    A. 慢性骨髓炎　　　　　　　B. 股骨中段结核

    C. 骨肉瘤　　　　　　　　　D. 尤因肉瘤

    E. 转移癌

(2) 最佳的治疗方案为: （　）

    A. 抗结核治疗　　　　　　　B. 大剂量抗生素

    C. 截肢术　　　　　　　　　D. 放射治疗

    E. 化疗后根治性手术可延长假体置换

5. 某患者,男性,30 岁。5 个月前扭伤右膝关节,之后右膝关节内侧疼痛,肿胀逐渐加重,外院摄片可见右胫骨上端有一 5 cm×5 cm 大小透光区,中间有肥皂泡沫阴影,骨端膨大。近 1 个月,肿胀明显加重,夜间疼痛难忍,右膝关节活动受限,入院后 X 线摄片示胫骨上端病变扩大,肥皂泡沫阴影消失,呈云雾状阴影,骨皮质被肿瘤组织穿破,侵入软组织。

(1) 下列处理中最合适的是: （　）

    A. 刮除加植骨

    B. 刮除加骨水泥填充

    C. 截肢

    D. 广泛切除加大块骨或假体植入

    E. 肿块切除

(2) 术后应定期进行的处理是: （　）

    A. 放射疗法　　　　　　　　B. 化学疗法

    C. 胸部 X 线检查　　　　　　D. 应用抗生素

    E. 免疫治疗

参 考 答 案

一、填空题

1. 股骨远端　胫骨近端　2. 原发性肿瘤局部广泛性切除　全身的辅助化疗　3. 软骨细胞　间叶组织　4. 单发性　多发性　5. 骨髓中未分化的间充质细胞　6. 椎体压缩骨折　脊髓损伤　截瘫　7. 三　薄层纤维组织　软骨帽盖　肿瘤的主体　8. 颅底　脊柱　低度恶性肿瘤　9. 骨性结缔组织　成骨细胞　10. 疼痛　局部肿块　关节功能障碍　局部皮温升高　11. 病理性骨折　12. 日光放射状　Codma　13. 间充质结缔

小圆细胞　恶性　**14.** 骶骨　蝶枕部　脊椎　**15.** 恶病质　全身衰竭

二、单项选择题

1. B　**2.** E　**3.** B　**4.** C　**5.** B　**6.** E　**7.** B　**8.** E　**9.** C　**10.** E　**11.** E

12. C　**13.** E　**14.** B　**15.** C　**16.** E　**17.** E　**18.** A　**19.** E　**20.** A

21. B　**22.** E　**23.** C　**24.** E

三、多项选择题

1. ACDE　**2.** ABCDE　**3.** ABCE　**4.** ABCD　**5.** ABCD　**6.** ABCDE

7. ABCDE　**8.** ABE　**9.** ACE　**10.** ABCE　**11.** ABCD　**12.** BCD

13. ABCDE　**14.** ABD　**15.** ABCDE　**16.** AC　**17.** BC　**18.** ABD

19. ABCDE　**20.** ACD　**21.** ACDE　**22.** ACD　**23.** BCDE　**24.** ABC

25. ACD　**26.** ABCDE　**27.** ABCDE　**28.** AC　**29.** ABCDE　**30.** AD

31. AB　**32.** ABCDE　**33.** ACDE　**34.** ABDE　**35.** ABCDE　**36.** ABCD

37. CDE　**38.** ABCDE　**39.** ABC　**40.** ACDE　**41.** ABCD

四、简答题

1. 骨肉瘤的临床表现为：① 好发于青少年；② 70%以上发生在股骨远端和胫骨近端；③ 最早症状是疼痛，开始为间歇性隐痛，很快转为持续性剧痛；④ 局部肿块、表面皮肤温度升高、静脉怒张、压痛明显，可出现震颤、血管杂音，全身症状出现早，可低热、消瘦、贫血；⑤ 血清碱性磷酸酶升高；⑥ X 线示在长骨干骺端偏心位有骨质破坏。

2. 骨肿瘤放射性治疗的适应证有：① 转移性骨肿瘤并伴有骨痛；② 核素骨显像示骨转移性肿瘤病灶异常放射性浓聚；③ 恶性骨肿瘤因种种原因不能手术或手术后有残留肿瘤，且骨显像证实有较高的放射性浓聚；④ 白细胞不低于 $3.5×10^9$/L，血小板不低于 $80×10^9$/L。

骨肿瘤放射性治疗的禁忌证有：① 6 周内进行过细胞毒素治疗；② 化疗和放疗后出现严重骨髓功能障碍；③ 骨显像病灶无明显放射性浓聚；④ 严重肝肾功能损害者。

3. 骨巨细胞瘤的外科治疗方法有：① 肿瘤囊内切刮，残腔灭活、骨水泥填充术；② 肿瘤的边缘切除和广泛切除；③ 人工假体置换重建；④ 自体骨移植重建。

五、案例分析题

1. （1）C　（2）A　（3）D

2. （1）E　（2）B　（3）A

3. （1）D　（2）A　（3）B　（4）C　（5）D

4. （1）D　（2）E

5. （1）C　（2）C

第九章　骨科微创手术

一、填空题

1. 肩袖由＿＿＿＿＿＿＿＿、＿＿＿＿＿＿＿＿、＿＿＿＿＿＿＿＿、＿＿＿＿＿＿＿＿四块肌肉组成,这些肌肉起自肩胛体部,组成一个袖套样结构包绕肱骨头。

2. 膝关节镜手术是应用最早、较为成熟的骨科与运动创伤手术技术,适用于＿＿＿＿＿＿＿＿＿、＿＿＿＿＿＿＿＿＿。

3. 关节镜手术后 72 小时内关节周围冰敷,目的是＿＿＿＿＿＿＿＿＿、＿＿＿＿＿＿＿＿＿和＿＿＿＿＿＿＿＿。

4. 肩袖损伤行关节镜修补者给予肩关节外展支架固定于外展＿＿＿＿＿＿＿度。

5. 膝关节损伤三联征包括＿＿＿＿＿＿＿＿＿、＿＿＿＿＿＿＿＿＿、＿＿＿＿＿＿＿＿。

6. 肩袖部分撕裂时,患者仍能外展上臂,但有疼痛弧＿＿＿＿＿＿＿＿。

7. 椎间盘镜适应证较广,可治疗＿＿＿＿＿＿＿＿＿、＿＿＿＿＿＿＿＿。

8. 骨质疏松症的椎体压缩性骨折,行经皮穿刺球囊扩张椎体后凸成形术后应同时进行＿＿＿＿＿＿＿＿＿＿治疗。

9. 经皮穿刺球囊扩张椎体后凸成形术后指导患者行腰背肌功能锻炼,脊柱后凸严重者、肥胖及合并严重心肺疾病的患者不适宜＿＿＿＿＿＿＿＿。

10. ＿＿＿＿＿＿＿＿＿是膝关节主要的伸肌,＿＿＿＿＿＿＿＿＿是膝关节主要的屈肌。

11. 关节镜手术在使用灌注泵时,灌注液可渗至大腿或小腿的筋膜间室,可造成＿＿＿＿＿＿＿＿。

12. 关节镜术后感染最常见的致病菌为＿＿＿＿＿＿＿＿。

13. 膝关节镜手术中上止血带,一般＿＿＿分钟后应松开 10～15 分钟,防止引起止血带麻痹。

14. 肩关节镜对动态观察＿＿＿＿＿＿＿＿中显示出不可取代的优势。

15. 经皮椎体或椎体后凸成形术术后主要的并发症是＿＿＿＿＿＿＿＿＿＿＿＿。

二、单项选择题

1. 目前国内开展较少的脊柱微创手术不包括: （　　）
   A. 显微镜下手术　　　　　B. 微创通道
   C. 术中导航　　　　　　　D. 球囊扩张椎体成型术
   E. 经皮穿刺髓核化学溶解术

2. 腰椎神经根管封闭术最重要的目的是： （　　）

    A. 解决病痛   B. 明确病变阶段

    C. 消炎作用   D. 减轻水肿

    E. 营养神经

3. 微创的核心环节是： （　　）

    A. 病人、技术   B. 技术、医护

    C. 病人、技术、医护   D. 器械

    E. 医生、技术、医护

4. 微创通道手术后患者的下地时间是： （　　）

    A. 24 小时   B. 1～2 天

    C. 2～3 天   D. 3～4 天

    E. 3～4 天

5. 经皮介入术后患者的下地时间是： （　　）

    A. 4 小时   B. 24 小时

    C. 1～2 天   D. 2～3 天

    E. 3～4 天

6. 以下哪类术式属于微创手术： （　　）

    A. 颈椎人工间盘植入术

    B. 经皮穿刺球囊扩张椎体后凸成型术

    C. 腰椎后路椎管减压内固定术

    D. 脊柱侧弯后路截骨矫形内固定术

    E. 腰椎间盘突出开窗减压髓核摘除术

7. 骨科运动医学中最常见的损伤是： （　　）

    A. 前交叉韧带损伤   B. 后交叉韧带损伤

    C. 跟腱损伤   D. 半月板损伤

    E. 膝关节后外侧韧带损伤

8. 能够明确诊断膝前交叉韧带完全断裂的检查是： （　　）

    A. 膝关节 X 线检查   B. 膝关节磁共振

    C. 抽屉试验   D. 抽屉试验

    E. 关节镜检查

9. 椎间盘镜术后多长时间可以进行腰背肌锻炼： （　　）

    A. 术后 6 小时   B. 术后 1 天

    C. 术后 3 天   D. 术后 3 天

    E. 术后 7 天

10. 膝关节镜手术后最常见的并发症是： （　　）

A. 骨筋膜室综合征　　　　　　　B. 关节内血肿

C. 血栓性静脉炎　　　　　　　　D. 感染

E. 关节僵硬

11. 关节镜根据视向不同,有不同角度镜,其中最常用的是：　　　　（　　　）

A. 0°　　　　　　　　B. 30°　　　　　　　　C. 50°

D. 70°　　　　　　　E. 90°

12. 关节镜临床应用的特点有：　　　　　　　　　　　　　　　　　（　　　）

A. 无痛苦　　　　　　　　　　　B. 恢复极快

C. 痛苦小,并发症少　　　　　　D. 伤口愈合快

E. 不易出血

13. 膝关节镜检术的术后护理中不恰当的是：　　　　　　　　　　　（　　　）

A. 密切观察四肢的感觉活动,手术肢体的温度和血运情况

B. 病人患肢需平放,不宜太高

C. 疼痛时可使用适量的镇痛剂,缓解疼痛

D. 术后 6 小时即可在床上进行股四头肌等长收缩练习

E. 术后冰袋冰敷

14. 关于关节镜检术后病人疼痛的护理措施,不恰当的是：　　　　　（　　　）

A. 不可使用药物止痛

B. 帮助患者采取舒适体位

C. 合理采取非药物止痛的措施

D. 心理护理

E. 冰袋冰敷

15. 膝关节镜检查术后病人功能锻炼指导,错误的是：　　　　　　　（　　　）

A. 术后 6 小时即可进行股四头肌等长收缩练习

B. 术后 6 小时即可进行直腿抬高练习

C. 术后第 2 天即可进行直腿抬高练习

D. 术后第 2 周进行有限制的活动如行走

E. 术后清醒即可供踝泵练习

16. 关于关节镜手术后病人出院指导,下列说法中不正确的是：　　　（　　　）

A. 术后 2 周即可进行比较强烈的体育锻炼

B. 运动的数量和力量适宜

C. 注意保暖

D. 告诉病人复查的时间及定时检查的必要性

E. 术后进高维生素高蛋白食物

17. 关节镜术后病人多久可以恢复到正常的体育锻炼：　　　　　　　（　　　）

A. 1 个月　　　　　　B. 2 个月　　　　　　C. 3 个月

D. 4 个月　　　　　　E. 6 个月

18. 膝关节镜手术患者术前备皮范围是：　　　　　　　　　　　（　　　）

　　A. 上至大腿中段，下至踝关节

　　B. 上至大腿上 1/3，下至足趾

　　C. 上至大腿下 1/3，下至踝关节

　　D. 上至大腿下 1/3，下至足趾

　　E. 上至大腿中部，下至足趾

19. 关节镜检查对下列哪一关节的滑膜结核早期诊断具有独特价值：（　　　）

　　A. 肘关节　　　　　B. 腕关节　　　　　C. 膝关节

　　D. 髋关节　　　　　E. 踝关节

20. 显微内镜椎间孔切开术推荐的术中体位是：　　　　　　　（　　　）

　　A. 俯卧位　　　　　B. 坐位　　　　　　C. 侧卧位

　　D. 仰卧位　　　　　E. 沙滩椅卧位

21. 下列哪项不是经皮穿刺球囊后凸成形术的绝对禁忌证：　　（　　　）

　　A. 对骨量减少但无急性骨折迹象者的预防性应用

　　B. 具有疼痛症状的原发或继发性的椎体骨质疏松性压缩骨折

　　C. 患有凝血障碍性疾病者

　　D. 对骨水泥或显影剂过敏者

　　E. 以上均是

22. 关于关节镜检术的术前宣教，下列叙述错误的是：　　　　（　　　）

　　A.术前禁食禁饮 4 小时

　　B. 练习床上排便排尿

　　C. 检查手术区域的皮肤是否完整，有无感染等

　　D. 预防术后并发症的发生

　　E. 严格备皮范围

23. 下列哪项不是肩部撞击症的病理分期：　　　　　　　　　（　　　）

　　A. 水肿出血期

　　B. 血肿机化期

　　C. 纤维变性及肌腱滑膜炎期

　　D. 肱二头肌长头腱断裂和骨性改变期

　　E. 以上都不对

24. 关节镜下肩袖修补术的优点，不包括：　　　　　　　　　（　　　）

　　A. 稳定、无张力缝合肩袖　　　　　B. 协助诊断肩袖损伤原因

　　C. 清楚剥离三角肌止点　　　　　　D. 暴露肩袖撕裂部位

E. 创伤微小,恢复快

25. 关节镜检术后病人的饮食指导,错误的是: 　　　　　　　　　　（　　）
    A. 多食新鲜蔬菜水果　　　　　　　　B. 高脂肪高热量饮食
    C. 少食甜食及刺激性饮食　　　　　　D. 适当摄取脂肪
    E. 低脂易消化饮食

26. 经椎板间隙椎间盘镜下腰椎间盘摘除术的适应证是: 　　　　　（　　）
    A. 椎间盘源性疼痛　　　　　　　　　B. 后外侧型腰椎间盘突出症
    C. 多节段椎管狭窄症　　　　　　　　D. 术后原节段同侧复发者
    E. 术后椎间盘炎

27. 经皮椎体形成术的禁忌证,除外: 　　　　　　　　　　　　　　（　　）
    A. 结核、化脓等椎体感染性破坏病变
    B. 穿刺点周围或穿刺通路感染
    C. 椎体压缩程度超过 50%者
    D. 心、肝、肺、肾衰竭或昏迷者
    E. 凝血功能障碍或出血倾向者

28. 某患者,女性,35 岁。20 年前发现背部畸形,逐渐加重,患者一般活动无
    明显气喘及胸闷,站立位脊柱正侧位片:胸右弯 Cobb 角 90°,腰右弯 65°,
    躯干无明显代偿。Bending 位片(仰卧位侧弯位片):胸右弯 Cobb 角 85°,
    腰右弯 50°。MRI 检查未见异常。对此患者不宜采取的治疗方案是:
    　　　　　　　　　　　　　　　　　　　　　　　　　　　　（　　）
    A. 胸腔镜前路椎体松解术,行牵引,再行后路矫形内固定植骨融合术
    B. 先行头颅及双侧股骨髁上牵引,再行后路矫形内固定植骨融合术
    C. 前路胸腔镜下矫形术
    D. 后路截骨矫形内固定植骨融合术
    E. 一期前路松解＋后路联合矫形内固定植骨融合术

29. 半月板移植征不包括: 　　　　　　　　　　　　　　　　　　（　　）
    A. 年龄 20～50 岁　　　　　　　　　B. 胫股关节
    C. 下肢力线无偏移,无退变　　　　　D. 膝关节稳定
    E. 出现大量增生骨赘

30. 某患者,男性,40 岁。由高处跃下时,出现髋关节屈疼痛,伸活动时出现弹
    响,出现髋关节绞锁,行走时自觉关节不稳。为明确诊断,对患者应采用
    的检查是: 　　　　　　　　　　　　　　　　　　　　　　　　（　　）
    A. MRI　　　　　　　　　　　　　　B. CT 检查
    C. X 线　　　　　　　　　　　　　　D. B 型超声
    E. 髋关节镜探查

三、多项选择题

1. 全面理解微创手术,其是: （　）
　　A. 技术微创　　　　　　　　　　B. 手术微创
　　C. 护理微创　　　　　　　　　　D. 心理微创
　　E. 组织损伤微创

2. 半月板的功能有: （　）
　　A. 扩大关节面,传导载荷　　　　B. 维持关节稳定
　　C. 润滑关节　　　　　　　　　　D. 保护软骨
　　E. 改善股骨与胫骨之间的形态匹配性

3. 国内普遍开展的脊柱微创手术包括: （　）
　　A. 椎间盘镜、椎间孔镜　　　　　B. 椎体成形术
　　C. 球囊扩张椎体成形　　　　　　D. 经皮内固定术
　　E. 椎间孔隙

4. 关节镜手术的优点包括: （　）
　　A. 疼痛无　　　　　　　　　　　B. 出血少
　　C. 费用少　　　　　　　　　　　D. 时间短、疗效好
　　E. 切口小、恢复快

5. 经皮穿刺球囊扩张椎体后凸成形术的手术适应证有: （　）
　　A. 原发性骨质疏松症
　　B. 近期发生骨质疏松性椎体压缩性骨折
　　C. 原发性骨质疏松症
　　D. 继发性骨质疏松
　　E. 椎体肿瘤的姑息治疗

6. 经皮穿刺球囊扩张椎体后凸成形术出现骨水泥外渗的临床表现包括:
　　　　　　　　　　　　　　　　　　　　　　　　　　（　）
　　A. 双下肢麻木　　　　　　　　　B. 双下肢活动障碍
　　C. 胸腰部疼痛加剧　　　　　　　D. 呼吸急促
　　E. 胸闷

7. 经皮穿刺球囊扩张椎体后凸成形术的潜在并发症包括: （　）
　　A. 感染　　　　　　　　　　　　B. 肺栓塞
　　C. 邻近椎体再骨折　　　　　　　D. 疼痛
　　E. 骨水泥渗漏

8. 膝关节镜手术的潜在并发症包括: （　）
　　A. 伤口感染　　　　　　　　　　B. 下肢 DVT 形成

    C. 神经血管损伤　　　　　　　　　D. 关节腔内出血

    E. 器械断裂和故障

9. 膝关节镜术后观察重点包括：　　　　　　　　　　　　　　（　　）

    A. 观察患者的生命体征　　　　　　B. 疼痛的观察

    C. 观察关节是否肿胀　　　　　　　D. 观察术后肢体末梢血运

    E. 观察术后肢体感觉运动

10. RICE 原则是指：　　　　　　　　　　　　　　　　　　　（　　）

    A. P(保护)　　　　　　　　　　　B. O(适当负重)

    C. Ice(冷疗)　　　　　　　　　　D. Compression(加压包扎)

    E. Elevation(患肢抬高)

11. 现代关节镜由哪些部分组成？　　　　　　　　　　　　　　（　　）

    A. 光镜系统　　　　　　　　　　　B. 冷光源

    C. 光导纤维　　　　　　　　　　　D. 摄像监视系统

    E. 以上都是

12. 骨质疏松症导致腰椎压缩性骨折患者行 PKP 术后,应注意：　（　　）

    A. 密切观察生命体征变化　　　　　B. 注意伤口有无渗血渗液

    C. 双下肢感觉运动及反射　　　　　D. 呼吸及发音情况

    E. 双上肢情况

13. 关节镜手术的并发症有：　　　　　　　　　　　　　　　　（　　）

    A. 半月板损伤　　　　　　　　　　B. 交叉韧带损伤

    C. 血管损伤　　　　　　　　　　　D. 止血带性神经麻痹

    E. 关节血肿

14. 膝关节镜手术的禁忌证是：　　　　　　　　　　　　　　　（　　）

    A. 局部感染　　　　　　　　　　　B. 凝血机制异常者

    C. 肥胖　　　　　　　　　　　　　D. 关节活动明显受限

    E. 年老

15. 肩关节镜手术的禁忌证是：　　　　　　　　　　　　　　　（　　）

    A. 切口周围有感染

    B. 神经、肌肉等因素引起的撞击症

    C. 出血倾向者

    D. 肩关节粘连

    E. 肩关节不稳定继发撞击症

16. 膝关节镜的适应证有：　　　　　　　　　　　　　　　　　（　　）

    A. 膝关节诊断性检查术　　　　　　B. 各种不同类型的滑膜炎

    C. 膝关节结核病灶清除　　　　　　D. 滑膜皱襞综合征

E. 关节内游离体摘除

17. PKP 手术相对禁忌证包括： （　　）

    A. 骨髓炎   B. 全身感染的存在

    C. 血红蛋白低下   D. 椎体骨折合并神经损伤

    E. 全身情况差不能耐受手术

18. PKP 术后护理包括： （　　）

    A. 监测生命体征   B. 正确的体位安置

    C. 脊髓神经功能的观察   D. 并发症的观察

    E. 手术床及物品的准备

19. 关节镜根据视向不同,可分为： （　　）

    A. $0°$ B. $30°$

    C. $50°$ D. $70°$

    E. $90°$

20. 关节镜除诊断性检查外,还可用于： （　　）

    A. 关节软骨损伤的处理   B. 辅助关节置换手术

    C. 滑膜切除   D. 游离体摘除

    E. 骨关节病的清理

21. 肩关节镜术后第一天不能进行的活动有： （　　）

    A. 肩前屈活动   B. 肩外展活动

    C. 肩内收活动   D. 肩上举活动

    E. 肩后伸活动

22. 关节镜下肩袖修补术的优点有： （　　）

    A. 稳定、无张力缝合肩袖   B. 协助诊断肩袖损伤原因

    C. 保留三角肌止点   D. 暴露肩袖撕裂部位

    E. 同时探查和处理盂肱关节内疾患

23. 肩部撞击症的病理分期有： （　　）

    A. 水肿出血期

    B. 血肿机化期

    C. 纤维变性及肌腱滑膜炎期

    D. 肱二头肌长头腱断裂和骨性改变期

    E. 凝结期

24. 经椎间孔内镜下腰椎间盘突出摘除术的禁忌证是： （　　）

    A. 极外侧型椎间盘突出

    B. 椎间盘突出伴硬膜外瘢痕

    C. 游离型椎间盘突出超过椎体上下 20%

    D. 中、重度中央型椎管狭窄及钙化型椎间盘突出

    E. 复发型椎间盘突出

25. 引起肩峰撞击征的因素包括：　　　　　　　　　　　　　　（　　　）

    A. 肩锁关节骨赘　　　　　　　　　　B. 喙肩韧带肥厚

    C. 肩峰籽骨　　　　　　　　　　　　D. 肩袖钙化性肌腱炎

    E. 肩袖缝合术后不愈合

26. 经腹腔镜腰椎融合术的适应证是：　　　　　　　　　　　（　　　）

    A. 有症状的退行性腰椎间盘病变　　B. 腰椎狭窄

    C. 多节段椎间盘退变　　　　　　　D. Ⅰ度腰椎间盘滑脱

    E. 腰椎不稳伴腰痛

27. 胸腔镜小切口常见的并发症为：　　　　　　　　　　　　（　　　）

    A. 暂时性肋间神经痛　　　　　　　B. 内脏结构损伤

    C. 肺不张　　　　　　　　　　　　D. 气胸

    E. 神经并发症

28. 关节镜治疗肩损伤的方法包括：　　　　　　　　　　　　（　　　）

    A. 肩关节清理　　　　　　　　　　B. 单纯肩关节镜下肩袖修补术

    C. 肩关节镜下盂唇修复　　　　　　D. 肩峰下减压成型和肩袖修补术

    E. 小切口辅助下肩袖修补术

29. 半月板缝合分类包括：　　　　　　　　　　　　　　　　（　　　）

    A. 骨半隧道技术　　　　　　　　　B. 由内到外技术

    C. 关节囊切开重建技术　　　　　　D. 同外到内技术

    E. 全关节内技术

30. 半月板缝合的指征包括：　　　　　　　　　　　　　　　（　　　）

    A. 急性半月板损伤　　　　　　　　B. 陈旧性半月板损伤

    C. 半月板周边 1/3　　　　　　　　D. 半月板内侧 1/3

    E. 青年人

四、简答题

1. 试述肩袖损伤的临床表现。

2. 试述膝关节镜术后功能锻炼的方法。

3. 经皮椎体成型术后病人的健康教育内容有哪些？

4. 为什么关节镜手术后要进行功能锻炼？

5. 试述肩袖的构成和临床意义。

五、案例分析题

1. 某患者,男性,29 岁。踢足球时扭伤右膝关节 1 个月,膝关节弹响.打软,反复疼痛并关节肿胀,右大腿变细,查体:浮髌(+),McMurry 征(+),抽屉试验(-),轴移试验(-)。

(1) 可能的诊断为: （　）

    A. 膝关节前交叉韧带损伤

    B. 膝关节后交叉韧带损伤

    C. 膝关节半月板损伤

    D. 膝关节侧副韧带损伤

(2) 本病首选治疗方案为: （　）

    A. 开放式半月板切除术

    B. 交叉韧带重建术

    C. 关节镜下半月板部分切除术或修复术

    D. 软骨移植术

(3) 患者术后应重点加强观察: （　）

    A. 生命体征   B. 疼痛

    C. 伤口感染   D. 下肢感觉运动

(4) 关节镜术后 6 小时可做的功能锻炼是: （　）

    A. 踝关节主动屈伸锻炼   B. 侧抬腿练习

    C. 直腿抬高训练   D. 后抬腿练习

(5) 关节镜术后 3～5 天可做的功能锻炼是: （　）

    A. 侧抬腿练习   B. 后抬腿练习

    C. 髌骨松动练习   D. 静蹲练习

2. 某患者,男性,36 岁。腰痛伴下肢放射痛 6 个月,左小腿及左足疼痛明显,小腿后侧,足痛外侧及足底感觉减弱,膝反射正常,跟腱反射减弱。

(1) 该患者最可能受累的神经根为: （　）

    A. L3   B. L4

    C. L5   D. S1

    E. S2

(2) 患者正规保守治疗 3 个月症状无明显改善,可首先考虑的治疗方案为:

                                                            （　）

    A. 经腹腔镜腰椎融合术

    B. 经椎板椎间盘镜下腰椎间盘摘除术

    C. 后路全椎板减压内固定＋经后路椎体间植骨融合术

D. 后路全椎板减压内固定＋经椎间孔椎体间植骨融合术

E. 前路椎体间植骨融合术

3. 某患者,男性,69 岁。双下肢无力,行走困难 6 个有月。查体,T9 脊突压痛,叩击痛明显,脐以下感觉减退,下肢关键肌肌力 1 级,巴宾斯基征阳性,血沉19 mm/h。X 线摄片未见软组织肿大阴影,胸椎弓根显影不清,CT 示:T9 椎体及附件结构破坏,脊髓受压。

(1) 诊断应首先考虑: 　　　　　　　　　　　　　　　　　　　　(　　)

A. T9 肿瘤　　　　　　　　　　B. 蛛网膜炎

C. 椎体骨髓炎　　　　　　　　　D. 胸椎间盘突出

E. 脊髓肿瘤

(2) 需要进一步进行的检查除外: 　　　　　　　　　　　　　　　(　　)

A. 胸部 CT　　　　　　　　　　B. 胸部 MRI

C. 人身核素骨扫描　　　　　　　D. 腹部及盆腔 B 型超声

E. 腹部及盆腔 CT

(3) 若发现肺部右肝占位病变,最适宜的治疗是: 　　　　　　　　(　　)

A. 经皮椎体形成术

B. 后路全椎板减压术伴椎体内骨水泥注射

C. 前路病灶清除钛网支撑

D. 胸腔镜下胸椎肿瘤瘤体切除重建内固定术

E. 后路全椎体切除内固定植骨融合术＋钛网支撑

参 考 答 案

一、填空题

1. 冈上肌　冈下肌　小圆肌　肩胛下肌　2. 膝关节损伤　非感染性关节炎　3. 减轻肿胀　缓解疼痛　减少出血　4. 60　5. 前交叉韧带损伤　内侧副韧带损伤　内侧半月板损伤　6. 60°～120°　7. 椎间盘突出　腰椎管狭窄症　8. 抗骨质疏松治疗　9. 俯卧位锻炼　10. 股四头肌　腘绳肌　11. 筋膜间综合征　12. 金黄色葡萄球菌　13. 60　14. 肩袖损伤　15. 骨水泥渗漏

二、单项选择题

1. D　2. B　3. C　4. C　5. A　6. B　7. D　8. E　9. E　10. C　11. B　12. C　13. B　14. A　15. B　16. A　17. C　18. B　19. C　20. B　21. B　22. A　23. B　24. C　25. B　26. B　27. D　28. C　29. E

30. E

三、多项选择题

1. ABCDE **2.** ABCDE **3.** ABCDE **4.** ABDE **5.** BCDE **6.** ABCDE

7. ABCE **8.** ABCDE **9.** ABCDE **10.** ABCDE **11.** ABCDE

12. ABC **13.** ABCDE **14.** ABD **15.** ABCDE **16.** ABCDE

17. ABDE **18.** BCDE **19.** ABD **20.** ACDE **21.** BCDE **22.** ABCDE

23. ACD **24.** BCD **25.** ABCD **26.** ADE **27.** ABCDE **28.** BDE

29. BDE **30.** ACE

四、简答题

1. 肩袖损伤最重要的症状是肩关节疼痛,且经常在做过顶运动时加重,主动活动时更加明显,严重时夜间会疼醒,但疼痛位置多不确切,成钝痛、游走性,多在肩关节前后边缘,可放射至三角肌止点、肘关节、前臂等部位。肩袖损伤常导致肩关节无力、主动活动丧失,主要是前屈、外展、外旋或内旋力量弱,可伴有明显疼痛弧。

2. 膝关节镜术后功能锻炼的方法有:

(1) 术前即开始进行股四头肌功能锻炼。

(2) 术后 24 小时内:进行股四头肌等长收缩运动、踝关节及足趾各关节伸屈运动。

(3) 术后 1 周内:膝关节可在 5°～90°有限范围内活动。

(4) 术后 2 周内:恢复膝关节活动范围达 0°～120°。

(5) 术后 3～4 周:进行膝关节恢复正常活动锻炼。

(6) 行走训练:术后 1 天可借助助行器具下床活动,一周内患肢不负重,预防跌倒。

3. 经皮椎体成型术后病人健康教育内容包括:

(1) 饮食宣教:均衡膳食营养,同时补充钙质摄入。

(2) 功能锻炼:根据患者全身情况决定下床时间,指导患者坚持每天进行功能锻炼。

(3) 预防跌倒:正确佩戴腰围,注意安全,防止跌倒造成再次骨折。

(4) 出院指导:术后 1、3、6 个月门诊复查,不适即随诊。

(5) 加强抗骨质疏松治疗。

4. 关节镜手术后要进行功能锻炼的意义为:

(1) 促进肿胀的消退。

(2) 减少肌肉萎缩的程度。

(3) 防止关节粘连僵硬。

(4) 促进骨折愈合过程的正常发展。

5. 肩袖由四条肌肉构成,其中三条肌肉止于肱骨大结节的部位。这三条肌肉是冈上肌、冈下肌和小圆肌。肩袖的第四条肌肉是肩胛下肌。肩袖在临床上很重要,由于其腱部变性,往往发生撕裂,是常见的一种病变,可导致肩关节活动受限,主要是影响肩部的外展活动。上臂运动时,冈上肌在上,冈下肌及小圆肌在后,肩胛下肌在前悬吊肱骨头,使其固定于关节盂。上臂外展,肱骨头由关节盂下降时,则冈上肌为肱二头肌长头由上方予以固定。冈下肌及小圆肌收缩时肩外旋,肩胛下肌收缩时肩内旋。冈上肌或肩胛下肌腱的终止部分撕裂可使肌腱帽松弛,引起习惯性肩关节脱位。

五、案例分析题

1.（1）C　（2）C　（3）D　（4）A　（5）D

2.（1）E　（2）B

3.（1）A　（2）E　（3）B

第十章　周围神经损伤

一、填空题

1. 桡神经损伤可发生_____畸形和伸拇、伸指功能障碍及_____
_____。

2. 正中神经损伤可发生_____畸形。

3. 腓总神经损伤可发生_____。

4. 将止血带绑扎在上臂中下段,可压迫_____。

5. _____是临床鉴别血管栓塞或痉挛的重要指标。

6. 再植肢(指)体的皮肤温度应保持在_____℃,与健侧相比温差在
_____℃以内。

7. _____大多是静脉部分栓塞或早期栓塞的表现。

8. 移植或再植血管局部保温的方法,室温保持在_____℃,烘烤照射
距离为_____cm,注意避免灼伤,加强巡视。

9. 周围神经损伤可以分_____、神经轴突中断及_____
_____。

10. 尺神经损伤可引起_____畸形。

11. 腓总神经损伤后,足不能外展,足下垂并转向内侧而成为马蹄内翻足,足
趾亦下垂,行走时呈_____。

12. 正中神经伤后常合并_____神经痛。

13. 最易引起腓总神经损伤的是_____骨折。

14. 腓总神经损伤后用石膏将膝关节固定的体位是_____。

15. 坐骨神经损伤最常见的病因是_____。

二、单项选择题

1. 腕管综合征是因为下列哪项在腕管内受压所致: （　　）
   A. 尺神经　　　　　　　　　　　　B. 尺动脉
   C. 桡神经　　　　　　　　　　　　D. 桡动脉
   E. 正中神经

2. 前臂缺血性肌挛缩造成的特有畸形是: （　　）
   A. "锅铲"畸形　　　　　　　　　　B. "枪刺刀"畸形

140

C. 垂腕畸形   D. 爪形手畸形

E. 猿手畸形

3. 伸直型肱骨髁上骨折容易损伤、影响最大的是：   ( )

A. 尺神经   B. 桡神经

C. 正中神经   D. 肱动脉

E. 肱静脉

4. 下列哪项是骨折早期的并发症：   ( )

A. 血管神经损伤   B. 关节僵硬

C. 创伤性关节炎   D. 缺血性肌挛缩

E. 延迟愈合

5. 可发生猿手的损伤是：   ( )

A. 尺神经   B. 正中神经

C. 桡神经   D. 腓总神经

E. 股神经

6. 可发生爪形手畸形的损伤是：   ( )

A. 尺神经   B. 正中神经

C. 桡神经   D. 腓总神经

E. 股神经

7. 可发生足下垂的损伤是：   ( )

A. 尺神经   B. 正中神经

C. 桡神经   D. 腓总神经

E. 股神经

8. 腕骨中段骨折，患肢腕不能背伸，各指关节不能主动伸直，其原因是：

      ( )

A. 骨折使伸腕肌损伤   B. 伸腕肌损伤

C. 正中神经损伤   D. 桡神经损伤

E. 尺神经损伤

9. 肱骨干中段骨折较常见的合并症是：   ( )

A. 桡神经损伤   B. 肱动脉损伤

C. 肱静脉损伤   D. 肌皮神经损伤

E. 正中神经损伤

10. 某患者，男性，42 岁。上臂受伤后出现腕下垂,最有可能的诊断是：( )

A. 锁骨骨折   B. 肩关节脱位

C. 肱骨颈骨折   D. 肱骨干骨折

E. 肱骨髁上骨折

11. 某患者,女性,63 岁。平地跌倒时左手掌撑地,当即感左腕疼痛、肿胀、活动受限,侧面观像餐叉。最有可能的诊断是: （ ）

    A. 腕关节脱位   B. 腕舟骨骨折

    C. 伸直型桡骨下段骨折   D. Smith's 骨折

    E. Colle's 骨折

12. 患者右膝部闭合性损伤后右足不能主动背伸,其可能的诊断是: （ ）

    A. 坐骨神经损伤   B. 胫后神经损伤

    C. 腓总神经损伤   D. 胫前肌损伤

    E. 胫后肌损伤

13. 正中神经参与支配的肌肉不包括: （ ）

    A. 指浅曲肌   B. 旋前圆肌

    C. 拇短曲肌   D. 拇对掌肌

    E. 拇内收肌

14. 某患者,女性。前臂行石膏绷带包扎后 1 小时,自觉手指疼痛,护士观察见手指发凉、发绀,不能自主活动。首先考虑为: （ ）

    A. 室内温度过低   B. 石膏绷带包扎过紧

    C. 神经损伤   D. 体位不当

    E. 静脉损伤

15. 上肢出血应用止血带,不应缚在: （ ）

    A. 上臂上 1/3   B. 上臂中上 1/3

    C. 上臂中 1/3   D. 上臂中下 1/3

    E. 上臂下 1/3

16. 下列叙述哪项不正确: （ ）

    A. 股骨下段可合并腘动、静脉,坐骨神经损伤

    B. 股骨颈骨折可合并腓总神经损伤

    C. 股骨颈骨折可合并坐骨神经损伤

    D. 胫骨上段骨折可合并胫后动脉损伤

    E. 肱骨中下段骨折可合并桡神经损伤

17. 肱骨外科颈骨折损伤腋神经后,肩关节将出现哪项运动障碍: （ ）

    A. 不能屈   B. 不能伸

    C. 不能内收   D. 不能外展

    E. 不能旋转

18. 手指夹纸实验是检查: （ ）

    A. 腋神经   B. 桡神经

    C. 尺神经   D. 肌皮神经

E. 正中神经

19. 坐骨神经在梨状肌下孔处受损伤后,将表现为伤侧的: （　）
   A. 髋关节不能屈　　　　　　　　B. 髋关节不能伸
   C. 大腿的皮肤感觉丧失　　　　　D. 膝关节以下的皮肤感觉丧失
   E. 膝关节以下的运动丧失

20. 病人割伤手腕部,伤口二期愈合,以后手指呈爪状畸形,手部肌肉明显萎缩,手指感觉消失。对指功能消失。此侧最可能是: （　）
   A. 尺神经损伤　　　　　　　　　B. 正中神经损伤
   C. 桡、神经损伤　　　　　　　　D. 尺、正中神经损伤
   E. 桡、正中神经损伤

21. 发生缺血性肌挛缩的原因是: （　）
   A. 局部肌肉挫伤　　　　　　　　B. 骨折后肢体肿胀
   C. 骨筋膜室内压力过高　　　　　D. 骨折端附近血管部分受压
   E. 骨折部位同时有血管损伤

22. 胫骨中下 1/3 处骨折,愈合较慢的原因是: （　）
   A. 附近的主要血管损伤　　　　　B. 附近的周围神经损伤
   C. 远端骨折段完全丧失血液供应　D. 两骨折段的血液供应减弱
   E. 远骨折段血液供应减弱

23. 周围神经损伤一期未处理者,二期修复的时间为: （　）
   A. 伤口愈合后 1 周　　　　　　　B. 伤口愈合后 2 周
   C. 伤口愈合后 3～4 周　　　　　 D. 伤口愈合后 5 周
   E. 伤口愈合后 6 周

24. 腕管由屈肌支持带与腕骨沟共同围成。管内有指浅、深屈肌腱及屈肌总腱鞘、拇长屈肌腱及其腱鞘和哪条神经或血管通过: （　）
   A. 桡神经　　　　　　　　　　　B. 尺神经
   C. 正中神经　　　　　　　　　　D. 桡动脉
   E. 股动脉

25. 显微皮瓣移植术后,提示血运障碍的皮肤温度是: （　）
   A. 皮瓣温度低于健侧 1℃以上　　B. 皮瓣温度低于健侧 2℃以上
   C. 皮瓣温度低于健侧 3℃以上　　D. 皮瓣温度低于健侧 4℃
   E. 以上均不对

26. 腕关节掌侧玻璃切伤,出现哪项体征说明有正中神经损伤: （　）
   A. 伸指受限　　　　　　　　　　B. 外展小指受限
   C. 外展拇指受限　　　　　　　　D. 并指功能受限
   E. 内收拇指受限

27. 某患者,男性,28 岁。因车祸致小腿胫腓骨骨折,行石膏管型固定后 4 小时病人诉患肢剧痛,体格检查:肢端苍白,触之发凉,足趾活动受限,应考虑为: （ ）
A. 血管受压 B. 骨折断端移位
C. 病人卧位不当 D. 伤口疼痛
E. 继发感染

28. Froment 征用于检查: （ ）
A. 手部正中神经损伤 B. 手部桡神经损伤
C. 手部尺神经损伤 D. 拇长伸肌腱损伤
E. 桡动脉损伤

29. 非根性的臂丛神经闭合性损伤,手术探查的时限及指征是: （ ）
A. 观察 12 个月,无任何恢复迹象 B. 观察 8 个月,无任何恢复迹象
C. 观察 6 个月,无任何恢复迹象 D. 观察 3 个月,无任何恢复迹象
E. 观察 1 个月,无任何恢复迹象

30. 神经损伤与手部畸形的关系中,错误的是: （ ）
A. 桡神经损伤—垂腕垂直
B. 尺神经损伤—爪形手
C. 正中神经损伤—猿状手(或铲状手)
D. 尺神经损伤—骨间肌萎缩
E. 正中神经损伤—拇指内收畸形

三、多项选择题

1. 周围神经损伤后手术探查、修复的指征有: （ ）
A. 开放性损伤,考虑神经有断裂者
B. 神经损伤,经保守治疗后,功能有一定的恢复,但无继续进展者
C. 神经损伤部位存在神经瘤,神经连续性存在,但功能恢复不满意者
D. 损伤为神经传导功能障碍或轴索断裂
E. 考虑神经有瘢痕压迫

2. 周围神经损伤后,为观察神经的修复情况,可进行下列哪几项检查: （ ）
A. 电刺激检查 B. 神经干叩击试验
C. 肌电图检查 D. 神经传导速度检查
E. MRI

3. 在正中神经损伤的观点中,下列选项中正确的是: （ ）
A. 前臂下部和腕部正中神经容易受到损伤

  B. 腕部正中神经损伤,拇指内收功能障碍

  C. 前臂上部正中神经受损伤后,除旋前圆肌外,该神经支配的肌肉运动和皮肤感觉全部丧失

  D. 肱骨髁上骨折容易引起高位正中神经损伤

  E. 正中神经修复后最容易恢复

4. 关于周围神经损伤,下列选项中不正确的是:　　　　　　　　　（　　）

  A. 臂丛神经损伤最容易发生牵拉伤,治疗也较困难

  B. 正中神经在腕部损伤表现为手掌桡侧三个半指感觉障碍,拇指不能对掌

  C. 尺神经受伤后修复的效果比较差,高位损伤治疗效果更差

  D. 周围神经所有损伤均必须进行一期手术修复

  E. 所有周围神经损伤修复后效果都不好

5. 关于周围神经损伤手术操作的原则,下列选项不正确的是:　　　（　　）

  A. 手术要采用无创伤技术

  B. 神经缝合处具有一定的张力

  C. 神经缝合处不能有瘢痕阻挡

  D. 神经松解要从瘢痕的部位开始游离

  E. 显微镜下缝合效果较好

6. 下肢骨折、脱位,易损伤的神经有:　　　　　　　　　　　　（　　）

  A. 髋关节后脱位可伤及坐骨神经

  B. 股骨髁上骨折易伤及胫神经

  C. 腓骨胫骨折可伤及腓总神经

  D. 股骨干中 1/3 骨折可伤及坐骨神经

  E. 股骨干上 1/3 骨折可伤及坐骨神经

7. 腓总神经损伤的主要表现有:　　　　　　　　　　　　　　　（　　）

  A. 足部伸肌瘫痪　　　　　　　　B. 腓骨长肌瘫痪

  C. 腓骨短肌瘫痪　　　　　　　　D. 腓肠肌瘫痪

  E. 以上均对

8. 股骨远端骨折,可能损伤的神经有:　　　　　　　　　　　　（　　）

  A. 腘动脉　　　　　　　　　　　B. 胫神经

  C. 腘静脉　　　　　　　　　　　D. 坐骨神经

  E. 腓总神经

9. 因外伤造成右胫骨长斜形骨折伴腓骨头颈骨折,下列说法中正确的有:

  　　　　　　　　　　　　　　　　　　　　　　　　　　　（　　）

  A. 为间接暴力所致　　　　　　　B. 一般局部软组织损伤较轻

C. 有可能合并腓总神经损伤　　　　　D. 属稳定骨

E. 容易并发胫神经损伤

10. 引起腕管综合征的原因有：　　　　　　　　　　　　　　（　　　）

A. 外源性压迫　　　　　　　　　　　B. 管腔本身变小

C. 管腔内容物增多,体积增大　　　　D. 长期过度使用腕部

E. 手术损伤

11. 在下列各项中,哪些是周围神经损伤后手术探查、修复的指征：（　　　）

A. 开放性损伤,考虑神经有断裂者

B. 神经损伤,经保守治疗后,功能有一定的恢复,但无继续进展者

C. 神经损伤部位存在神经瘤,神经连续性存在,但功能恢复不满意者

D. 损伤为神经传导功能障碍或轴索断裂

E. 以上都对

12. 尺神经支配区域及损伤后的表现不包括：　　　　　　　　（　　　）

A. 支配手的小鱼际肌群和拇内收肌

B. 支配一、二蚓状肌

C. 损伤后出现猿状手及 Froment 征阳性

D. 损伤后虎口区感觉缺失

E. 损伤后骨间肌萎缩

13. 以下说法中正确的是：　　　　　　　　　　　　　　　　（　　　）

A. 肱骨干骨折时最常见的神经损伤是桡神经

B. 腕部、肘部受损时易累及尺神经

C. 股骨髁上骨折及膝关节脱位易损伤胫神经

D. 髋关节后脱位可致坐骨神经高位损伤

E. 腕部、肘部受损时可累及正中神经

14. 以下关于神经病变的说法,错误的是：　　　　　　　　　（　　　）

A. 桡神经损伤最典型的临床表现是不能主动伸掌指关节

B. 腓总神经损伤后足不能主动向背侧伸展

C. 足下垂只见于腓总神经损伤

D. 桡神经损伤可出现爪形手

E. 尺神经损伤典型的畸形是垂腕

15. 关于周围神经损伤的分类,下列说法正确的有：　　　　　（　　　）

A. 一度仅神经传导功能的丧失,不伴有解剖学损伤

B. 二度轴索断裂但无神经鞘断裂。

C. 三度轴索和神经鞘均断裂。

D. 四度神经束断裂。

E. 五度神经横断伤

16. 下列选项中,损伤与畸形对应的是: （　　）

　　A. 桡神经损伤——爪形手畸形　　　　B. 正中神经损伤——垂腕畸形

　　C. Colles 骨折——"餐叉"畸形　　　　D. 肩关节脱位——方肩畸形

　　E. 腓总神经损伤——足下垂

17. 有关神经损伤后感觉功能检查,说法中正确的是: （　　）

　　A. "0"级:完全无感觉

　　B. "1"级:深痛感觉存在

　　C. "2"级:有浅痛觉及部分触觉

　　D. "3"级:痛觉和触觉存在,无痛觉过敏,两点分辨觉较大

　　E. "4"级:感觉完全正常

18. 对于判断神经损伤的部位和程度以及观察神经再生及恢复情况有重要价值的检查是: （　　）

　　A. 肌电图　　　　　　　　　　　　B. 体感诱发电位

　　C. 叩击试验　　　　　　　　　　　D. 汗腺功能检查

　　E. 茚三酮试验

19. 下列哪些检查用于周围神经损伤的诊断: （　　）

　　A. Thomas 征　　　　　　　　　　B. Tinel 征

　　C. 肌电图　　　　　　　　　　　　D. Babinski 征

　　E. Dugas 征

20. 某患者,男性,19 岁。2 个月前右腕部被玻璃划伤。检查:拇指无法对拢,手部肌肉轻度萎缩,手掌感觉障碍。可能的损伤是: （　　）

　　A. 正中神经损伤　　　　　　　　　B. 尺神经损伤

　　C. 前臂内侧皮神经损伤　　　　　　D. 桡神经损伤

　　E. 前臂外侧皮神经损伤

21. 下列哪些神经可作为神经游离移植的供体: （　　）

　　A. 腓肠神经　　　　　　　　　　　B. 前臂内侧皮神经

　　C. 隐神经　　　　　　　　　　　　D. 桡神经

　　E. 正中神经

22. 下列坐骨神经损伤的治疗方法中,正确的有: （　　）

　　A. 药物注射伤尽早行神经松解术,生理盐水反复冲洗

　　B. 切割伤应一期修复,行外膜对端吻合术

　　C. 髋关节脱位所致的坐骨神经损伤,早期应复位减压,解除压迫

　　D. 火器伤,早期只做清创术,再行探查修复术

　　E. 骨盆骨折引起的坐骨神经损伤,早期复位减压后再行探查神经术

23. 股神经损伤可出现： （　　）
    A. 不能屈膝及伸膝　　　　　　　　B. 不能屈髋
    C. 小腿内侧感觉障碍　　　　　　　D. 股前内侧感觉丧失
    E. 小腿内侧易冻伤

24. 关于正中神经损伤，下列说法正确的是： （　　）
    A. 拇指对掌功能障碍　　　　　　　B. 示、中指远节感觉消失
    C. 大鱼际肌萎　　　　　　　　　　D. 猿手畸形
    E. 虎口背侧皮肤感觉消失

25. 下列选项中，损伤与畸形不对应的是： （　　）
    A. 桡神经损伤—爪形手畸形　　　　B. 正中神经损伤—垂腕畸形
    C. Cofles 骨折—"餐叉"畸形　　　　D. 肩关节脱位—方肩畸形
    E. 腓总神经损伤—足下垂

26. 检查正中神经损伤，应在以下何处检查感觉障碍区： （　　）
    A. 拇指背侧　　　　　　　　　　　B. 第五指指腹
    C. 掌心　　　　　　　　　　　　　D. 鱼际区
    E. 虎口区背侧

27. 坐骨神经损伤可出现： （　　）
    A. 足下垂　　　　　　　　　　　　B. 小腿后外侧和足部感觉消失
    C. 膝关节屈曲不能　　　　　　　　D. 踝关节与足趾运动功能丧失
    E. 足部神经营养性改变

28. 腓总神经损伤可出现： （　　）
    A. 足背屈、外翻功能障碍
    B. 伸拇、伸趾功能丧失
    C. 小腿前外侧、足背前内感觉障碍
    D. 足下垂
    E. 爪形足

29. 胫神经损伤可出现： （　　）
    A. 足跖屈、内收和外翻障碍
    B. 足趾跖屈、外展和内收障碍
    C. 足底感觉障碍
    D. 小腿后侧、足背外侧、跟外侧感觉障碍
    E. 足下垂

四、简答题

1. 周围神经损伤常用的手术修复方法有哪些？

2. 如何预防与体位相关的周围神经损伤?

3. 应用止血带止血有哪些注意事项?

4. 周围神经损伤后的治疗原则有哪些?

5. 什么是腕管综合征?

五、案例分析题

某患者,男性,右上臂被机器绞伤后,上臂中部出现异常活动,伤侧腕下垂,各指关节不能主动伸直,拇指不能外展,手臂桡侧麻木感。

1. 该患者最有可能诊断的是: 　　　　　　　　　　　　　　(　)

　　A. 右肱骨中段骨折

　　B. 右肱骨中段骨折合并正中神经损伤

　　C. 右肱骨中段骨折合并尺神经损伤

　　D. 右肱骨中段骨折合并桡神经损伤

　　E. 右肱骨中段病理性骨折

2. 超过 12 小时的手部切割伤,最适当的处理是: 　　　　　　(　)

　　A. 清创、闭合伤口,吻合神经及肌腱

　　B. 清创、闭合伤口,神经、肌腱待二期修复

　　C. 彻底清创,即使伤口不能闭合,亦修复神经、肌腱

　　D. 争取闭合伤口,同时修复肌腱

　　E. 争取闭合伤口,同时修复神经

3. 桡神经损伤发生在肱骨中三分之一处者,有哪些感觉和运动体征: (　)

　　A. 拇指背侧以及手背的桡侧感觉障碍

　　B. 拇指掌指和指间关节以及其他四指的掌指关节失去主动伸直的能力

　　C. 拇指不能外展

　　D. 垂腕

　　E. 肱桡肌瘫痪

4. 急救止血的方法有: 　　　　　　　　　　　　　　　　　(　)

　　A. 局部加压包扎止血　　　　　　　B. 指压止血法

　　C. 止血带止血法　　　　　　　　　D. 血管钳钳夹止血

　　E. 绳索或电线捆扎止血

5. 桡神经损伤的临床表现有: 　　　　　　　　　　　　　　(　)

　　A. 拇指不能外展　　　　　　　　　B. 手背桡侧感觉消失

　　C. 腕下垂　　　　　　　　　　　　D. 不能主动伸指间关节

　　E. 不能主动伸掌指关节

参考答案

一、填空题

1. 垂腕　手背桡侧感觉障碍　2. 猿手　3. 足下垂　4. 桡神经　5. 毛细血管回流测定　6. 33～35　2　7. 皮肤散在性淤点　8. 25～28　30～40　9. 神经传导功能障碍　神经断裂　10. 爪形手　11. 跨越步态　12. 烧灼性　13. 腓骨头　14. 屈曲位　15. 药物注射性损伤

二、单项选择题

1. E　2. D　3. D　4. A　5. B　6. A　7. D　8. D　9. A　10. D　11. E　12. C　13. E　14. B　15. D　16. C　17. D　18. C　19. E　20. A　21. C　22. E　23. C　24. C　25. B　26. C　27. A　28. C　29. D　30. C

三、多项选择题

1. ABCE　2. ABCD　3. AC　4. DE　5. BD　6. ABC　7. ABC　8. ABCDE　9. ABC　10. ABCD　11. ABC　12. BCD　13. ABCDE　14. CDE　15. ABCD　16. CDE　17. ABCDE　18. AB　19. BC　20. AB　21. ABC　22. ABCDE　23. ACDE　24. ABCD　25. AB　26. CD　27. ABCDE　28. ABCDE　29. ABCD

四、简答题

1. 周围神经损伤的手术修复方法包括:神经缝合法、神经移植法、神经松解术、神经移位术及神经植入术。

2. 预防与体位相关的周围神经损伤应做到:

(1) 正确评估患者一般情况,消瘦、营养不良者,要采取保护措施,如使用保护垫或软枕。

(2) 正确使用约束带,约束带固定于关节上方或下方,避开关节处。

(3) 长期卧床者,每2小时翻身一次,并按摩受压部位,促进血液循环,缓解压力,并定时检查体位,密切观察支持血液循环、皮肤温度。

3. 应用止血带止血的注意事项有:

(1) 止血带应扎在伤口近心端,尽量靠近伤口,避免神经损伤。

(2) 压力以刚达到远端动脉搏动消失,恰能止血为度。

(3) 使用止血带时要加衬垫,禁用绳索或铁丝。

(4) 记录使用止血带的时间及部位,使用止血带不宜超过3小时,并且每30分钟到1小时松止血带一次。

(5) 要迅速转送医院处理受伤血管,松解止血带前切记先补充血容量。

4. 周围神经损伤后的治疗原则包括：

（1）闭合性损伤：先药物和物理治疗一段时间，一般不超过 3 个月，如无神经功能好转，再考虑手术探查。

（2）开放性损伤：尽可能尽早地进行一期神经缝合，但损伤严重、一期修复困难者，待伤口愈合后 3～4 周进行二期修复；创口感染者，则在其愈合后 2～3 个月再进行修复。

5. 腕管综合征是正中神经在腕管内受压而表现出的一组症状和体征，是周围神经卡压综合征中最常见的一种。

五、案例分析题

1. 1 D　**2.** B　**3.** ABCDE　**4.** ABCD　**5.** ABCDE

第十一章　手外伤、断肢再植

一、填空题

1. 断肢(指)的急救包括＿＿＿＿＿＿＿、＿＿＿＿＿＿＿、＿＿＿＿＿＿和＿＿＿＿＿＿等四个方面。

2. 上臂上止血带的正确位置是＿＿＿＿＿＿，局部要有衬垫，记录时间，并每隔1小时松开止血带＿＿＿＿＿分钟。

3. 断肢(指)再植是对完全离断或不完全离断的肢(指)体，采用显微外科技术对其进行清创、＿＿＿＿＿＿、骨骼固定以及修复＿＿＿＿＿＿，将肢(指)体重新缝合到原位，使其完全存活并恢复大部分功能。

4. 断肢(指)的现场急救包括＿＿＿＿＿＿、＿＿＿＿＿＿、＿＿＿＿＿＿和＿＿＿＿＿＿四方面。

5. 完全离断的断肢(指)应采用＿＿＿＿＿＿的方法保存。断肢(指)应力争在＿＿＿＿＿＿内进行再植。

6. 断肢(指)再植术后应观察局部的皮肤温度、＿＿＿＿＿＿、＿＿＿＿＿＿、毛细血管回流情况。

7. 毛细血管回流测定是临床鉴别＿＿＿＿＿＿＿＿的重要指标。

8. 手部创口应争取在伤后尽快进行清创处理，一般不迟于＿＿＿＿小时。

二、单项选择题

1. 有关手外伤处理的叙述，下列选项中错误的是：　　　　　　（　　）

　　A. 局部压迫包扎止血

　　B. 污染严重的伤口仅作清创和闭合伤口

　　C. 清创时尽量保留充分的皮肤

　　D. 伤口感染的可能性较大时不缝合伤口

　　E. 清创后均应直接拉拢缝合伤口

2. 关于手外伤清创术的处理原则，下列哪项不正确：　　　　　（　　）

　　A. 力争在6～8小时内进行

　　B. 最好在气囊止血带下进行

　　C. 不能在有张力的情况下勉强缝合伤口

　　D. 创口方向纵行越过关节或与指蹼边缘平行时，应采用"Z"字成形术

E. 软组织缺损较大有骨外露时,最好用游离植皮术

3. 正中神经损伤的患者会出现: 　　　　　　　　　　　　　　(　)

　　A. 爪形手畸形　　　　　　　　　　B. 垂腕手畸形

　　C. 猿手畸形　　　　　　　　　　　D. 内翻垂足畸形

4. 手部创伤止血时止血带应缚于: 　　　　　　　　　　　　　(　)

　　A. 上臂上 1/3 处　　　　　　　　　B. 上臂中 1/3 处

　　C. 上臂下 1/3 处　　　　　　　　　D. 前臂中端

5. 左腕掌侧切割伤小指和环指尺侧半感觉消失,夹纸试验阳性,可能损伤的

　　神经是: 　　　　　　　　　　　　　　　　　　　　　　　(　)

　　A. 正中经神经　　　　　　　　　　B. 尺神经

　　C. 桡神经　　　　　　　　　　　　D. 前臂内侧皮神经

　　E. 前臂骨间背神经

6. 静脉部分栓塞或早期栓塞大多表现为: 　　　　　　　　　　(　)

　　A. 皮肤发绀　　　　　　　　　　　B. 皮肤苍白

　　C. 皮肤干瘪　　　　　　　　　　　D. 皮肤散在性淤点

　　E. 皮肤红润

7. 下列哪种断指易于修复: 　　　　　　　　　　　　　　　　(　)

　　A. 车门挤伤　　　　　　　　　　　B. 铡刀切伤

　　C. 冲床冲伤　　　　　　　　　　　D. 撕脱伤

　　E. 门夹伤

8. 烟草中尼古丁可使趾皮温降低多少: 　　　　　　　　　　　(　)

　　A. 2.5～3.5℃　　　　　　　　　　B. 5～4.5℃

　　C. 4.5～5.5℃　　　　　　　　　　D. 5.5～6.5℃

　　E. 7.5～8.5℃

9. 甲床及指甲的移植,如无分泌物,术后几天更换敷料: 　　　　(　)

　　A. 3 天　　　　　　　B. 7 天　　　　　　　C. 10 天

　　D. 14 天　　　　　　 E. 12 天

10. 皮片感觉的恢复时间最早从植皮后的多少周开始: 　　　　　(　)

　　A. 1 周　　　　　　　B. 2 周　　　　　　　C. 4 周

　　D. 5 周　　　　　　　E. 8 周

11. 皮瓣毛细血管反流在多少秒内说明正常: 　　　　　　　　　(　)

　　A. ≤1 秒　　　　　　B. 1～2 秒内　　　　C. >3 秒

　　D. 2～3 秒　　　　　 E. 5 秒

12. 皮瓣移植后的血管危象以术后多少小时内常见: 　　　　　　(　)

　　A. 72 小时　　　　　 B. 36 小时　　　　　C. 24 小时

D. 12 小时　　　　　　E. 48 小时

13. 断指再植吻合血管时,吻合动静脉比例以多少为宜:　　　　（　　）

　　A. 1∶1　　　　　　B. 1∶2　　　　　　C. 1∶3

　　D. 2∶3　　　　　　E. 2∶1

14. 断指再植手术距外伤的时间一般以多长为限:　　　　（　　）

　　A. 2~4 小时　　　　　　　　　B. 6~8 小时

　　C. 10~12 小时　　　　　　　　D. 14~15 小时

　　E. 20 小时

15. 手的肌腱断裂后,出现的体征是:　　　　（　　）

　　A. 手的休息位发生改变　　　　B. 局部出现剧烈的疼痛

　　C. 被动活动丧失　　　　　　　D. 出现手的成角畸形

　　E. 手出现青紫

16. 手部关节皮肤切割伤的处理,下列哪项不正确:　　　　（　　）

　　A. 最好在止血带下进行清创

　　B. 清创术,应在伤后 6~8 小时内进行

　　C. 切除皮缘宁多勿少,以防感染

　　D. 伤后超过 24 小时,可行二期处理

　　E. 创口争取一期缝合

17. Allen 试验是用于检查手的:　　　　（　　）

　　A. 感觉情况　　　　　　　　　B. 供血情况

　　C. 运动情况　　　　　　　　　D. 发汗情况

　　E. 皮温情况

18. 单纯指深屈肌腱断裂后,临床可发生:　　　　（　　）

　　A. 手指过伸畸形　　　　　　　B. 手指出现垂状指

　　C. 手指的伸、屈功能丧失　　　D. 手指屈曲功能丧失

　　E. 手指远位指间关节屈曲功能丧失

19. 虎口挛缩畸形手术松解后,应将患肢固定于:　　　　（　　）

　　A. 休息位　　　　　　　　　　B. 保护位

　　C. 背伸位　　　　　　　　　　D. 伸直位

　　E. 功能位

20. 手外伤后创口出血,在转送途中,首先采用的止血方法是:　　　　（　　）

　　A. 手压法　　　　　　　　　　B. 患肢抬高

　　C. 缚止血带　　　　　　　　　D. 局部加压包扎

　　E. 钳夹止血

21. Bennett 骨折是指:　　　　（　　）

A. 足舟骨骨折

B. 腕舟骨骨折

C. 第一第二掌骨基底部同时骨折

D. 第一掌骨基底部骨折并脱位

E. 第一掌骨头骨折并脱位

22. 断肢再植术后,血管吻合通畅,患肢(指)的皮温应比健侧: （ ）

A. 高 1～2 ℃ B. 高 2～3 ℃

C. 高 3～4 ℃ D. 低 1～2 ℃

E. 低 2～3 ℃

23. 再植的断手,最好的保存方法是: （ ）

A. 放于无菌生理盐水中 B. 放于冰块中

C. 放于 75％酒精溶液中 D. 无菌纱布包裹 4 ℃保存

E. 放于冰水中

24. 某患者中指离断伤,再植术后 10 小时,发现患指苍白,皮温低于健侧 3 ℃,经解除包扎,解痉药物等处理,不见好转,此时应采取: （ ）

A. 抬高患肢,保温 B. 继续观察

C. 臂丛神经阻滞麻醉 D. 应用抗凝溶栓药物

E. 立即手术探查吻合的血管情况

25. 某患者,男性,30 岁。右腕完全离断伤,再植术后当天患者诉说有疼痛。此时应重点观察: （ ）

A. 疼痛的变化 B. 血压的变化

C. 脉搏的变化 D. 体温的变化

E. 患指血循环的变化

26. 断指再植术后 30 小时,发现患指指甲发绀,指腹肿胀,毛细血管反应存在,皮温尚正常。其原因可能是: （ ）

A. 创口感染 B. 创口有活动性出血

C. 再灌注综合征所致 D. 静脉痉挛或栓塞

E. 动脉痉挛或栓塞

27. 某患者,男性,20 岁。入院前 2 小时被人砍伤桡侧半腕关节,最可能伤及: （ ）

A. 桡神经和尺神经 B. 正中神经

C. 桡神经和正中神经 D. 桡神经深支

E. 尺神经

28. 某患者,男性,30 岁。13 小时前,前臂下 1/3 切割伤致骨折及深、浅屈指肌腱,正中、尺神经和尺、桡动脉损伤。应采用的治疗方法为: （ ）

A. 立即缝合皮肤,其他组织待二期处理

B. 清创后,骨折复位,吻合尺、桡动脉,其他组织待二期处理

C. 清创后,吻合尺、桡动脉,并一期修复其他组织

D. 清创后,骨折复位,吻合桡动脉、结扎尺动脉,并一期修复其他组织

E. 清创后,结扎尺、桡动脉,一期修复其他组织

29. 某患者,男性,32 岁。半月前,左前臂因锐器刺伤,经清创缝合,现伤口愈合,但遗有爪形手畸形和骨间肌萎缩。该患者最可能的损伤为: ( )

    A. 正中神经损伤   B. 桡神经损伤

    C. 骨间肌损伤   D. 尺神经损伤

    E. 正中神经和桡神经损伤

30. 上肢大血管损伤引起大出血,止血带控制压力为: ( )

    A. 100～150 mmHg   B. 150～200 mmHg

    C. 250～300 mmHg   D. 400～600 mmHg

    E. 500～600 mmHg

31. 手与上肢开放性损伤血管吻合的患处,需固定的时间为: ( )

    A. 3～5 天   B. 5～7 天

    C. 7～10 天   D. 2 周

    E. 3 周

32. 手与上肢开放性损伤+神经吻合后需固定的时间为: ( )

    A. 1～3 天   B. 3 天至 1 周

    C. 3 个月   D. 1～2 周

    E. 4～6 周

33. 断肢(指)离断的残肢(指)宜保存于: ( )

    A. 4 ℃冰水中

    B. 75%酒精中

    C. 福尔马林中

    D. 用无菌或清洁敷料包好,放入塑料袋中再置入周围放冰加盖的容器中

    E. 置于冰块中保鲜

34. 手的功能位置为: ( )

    A. 腕关节背伸 20°～25°,轻度尺偏,拇掌对掌位,余指半握拳

    B. 腕关节背伸 20°～30°,轻度尺偏,拇指对掌,余指半握拳

    C. 腕关节背伸 15°～20°,轻度桡偏,拇掌侧外展,余指半握拳

    D. 手放松时位置

    E. 腕、指各关节伸直位

35. 术后禁烟的意义是: ( )

A. 增加血液的流动性　　　　　　　B. 减少术后感染的可能

C. 增加创面愈合的机会　　　　　　D. 有利于神经生长

E. 减少血管痉挛的发生

36. 断指、肢再植手术的基本程序首先为：　　　　　　　　　　（　　）

A. 彻底清创　　　　　　　　　　　B. 重建骨连接,恢复支架作用

C. 缝合肌腱　　　　　　　　　　　D. 吻合血管

E. 吻合神经

37. 下列哪种断指（肢）外伤最易再植存活：　　　　　　　　　（　　）

A. 刀割伤　　　　　　　　　　　　B. 绳割伤

C. 挤压伤　　　　　　　　　　　　D. 鞭炮炸伤

E. 石块压伤

38. 超越关节的伤口缝合时最好设计成：　　　　　　　　　　　（　　）

A. "X"型　　　　　　　　　　　　B. "Y"型

C. "Z"型　　　　　　　　　　　　D. "C"型

E. 随意型

39. 关于手外伤治疗原则,下列说法错误的是：　　　　　　　　（　　）

A. 进行彻底清创手术　　　　　　　B. 争取一期闭合伤口

C. 在气囊止血带控制下进行　　　　D. 清创越早感染的机会就越小

E. 首先应吻合动、静脉,以迅速恢复血液循环,肌腱、神经、骨骼均须一期
　修复

40. 关于手的休息位,表述错误的是：　　　　　　　　　　　　（　　）

A. 腕关节背伸 10°～15°,轻度尺偏

B. 腕关节背伸 15°～20°,轻度尺偏,拇指对掌位

C. 掌指关节和指间关节半屈曲位

D. 从示指到小指,越向尺侧屈曲程度越大

E. 各指尖指向腕舟骨结节

41. Froment 征的表现是：　　　　　　　　　　　　　　　　　（　　）

A. 尺神经损伤　　　　　　　　　　B. 桡神经损伤

C. 桡神经浅支损伤　　　　　　　　D. 正中神经损伤

E. 正中神经返支损伤

42. 断指（肢）再植手术,清创后,再植修复的顺序是：　　　　　（　　）

A. 固定骨→吻合动脉→吻合肌腱→吻合神经→静脉

B. 固定骨→吻合肌腱→吻合动静脉→修复神经

C. 修复肌腱→固定骨→修复神经→吻合动静脉

D. 修复肌腱→吻合动静脉→吻合神经→固定骨

E. 吻合动静脉→固定骨→吻合肌腱→吻合神经

43. 断肢再植术后防止血管痉挛、预防血栓形成,最重要的措施是: （　　）

A. 肢体保暖

B. 禁止吸烟

C. 注意止痛

D. 适当应用血管舒张剂和抗凝剂

E. 可常规静滴低分子右旋糖酐 500 ml,连用 5～7 天

44. 有关纽扣指畸形的描述,正确的是: （　　）

A. 手指伸指肌腱止点断裂　　　　B. 手指伸指肌腱中央腱束断裂

C. 指浅肌腱断裂　　　　　　　　D. 手指伸指肌腱完全断裂

E. 指深肌腱断裂

三、多项选择题

1. 下列情况中,哪几项是断肢(指)再植早期动脉血供存在的表现: （　　）

A. 再植肢体的指(趾)早期颜色比健侧红润

B. 再植肢体的指(趾)早期皮温比健侧稍高

C. 再植肢体的指(趾)弹性好,皮纹正常

D. 切开再植肢体的指(趾)侧方后 1～2 秒内流出鲜红血液

E. 切开再植肢体的指(趾)侧方后 1～2 秒内流出暗红血液

2. 断肢(指)再植后血管危象处理措施,正确的有: （　　）

A. 解除压迫因素

B. 根据情况采用臂丛麻醉或硬膜外麻醉

C. 使用高压氧治疗

D. 血管栓塞者,可以行手术探查

E. 应用解痉药物,如山莨菪碱等

3. 手外伤患者入院时皮肤损伤的检查包括哪些方面: （　　）

A. 皮肤的温度　　　　　　　　　B. 了解创口的部位和性质

C. 皮肤缺损的估计　　　　　　　D. 皮肤活力的判断

E. 皮肤的颜色

4. 断肢(指)再植后静脉回流障碍的表现有: （　　）

A. 再植肢体的指(趾)腹颜色逐渐变成暗紫色

B. 再植肢体的指(趾)腹皮温逐渐降低

C. 再植肢体的指(趾)腹张力高

D. 再植肢体的指(趾)腹毛细血管回流加快

E. 切开再植肢体的指(趾)腹侧方后 1～2 秒内流出暗红血液

5. 关于手外伤早期彻底清创的描述,正确的是: （　　）

　　A. 清创时,从浅层到深层,顺序将各种组织进行清创。

　　B. 清创的目的是清除异物,彻底切除被污染和严重破坏失去活力的组织,使污染创口变成清洁创口

　　C. 清创越早,感染机会越少,疗效越好。

　　D. 一般应争取在伤后 6～8 小时内进行

　　E. 深部组织应既保证清创彻底,又尽可能保留肌腱、神经、血管等重要组织

6. 急诊手外伤患者入院后,护士应如何处理: （　　）

　　A. 脱去或剪开伤侧衣袖,充分暴露受伤肢体

　　B. 观察上肢各关节活动情况

　　C. 观察手部受伤情况

　　D. 根据出血情况,使用相应的止血方法,并观察止血效果

　　E. 测量生命体征,了解全身情况

7. 手外伤患者术前准备应该做到: （　　）

　　A. 术前 2 天用温水浸泡刷手,每天 2 次,每次 30 分钟

　　B. 术前一天剪指甲

　　C. 术晨剃除手术范围的汗毛,清洗备皮区的皮肤

　　D. 带蒂皮瓣移植者,断蒂前用温水清洁皮瓣及周围皮肤

　　E. 带蒂皮瓣移植者,用酒精棉球擦拭创面及周围皮肤,并覆盖无菌敷料

8. 手外伤术后制动的目的有: （　　）

　　A. 给组织愈合创造条件　　　　　　B. 减少组织反应

　　C. 减轻组织粘连及瘢痕形成　　　　D. 减轻术后疼痛

　　E. 保护伤口

9. 术后 4～6 周,断肢(指)再植软组织基本愈合,此期锻炼的目的包括: （　　）

　　A. 预防关节僵直　　　　　　　　　B. 预防肌肉萎缩

　　C. 促进神经再生　　　　　　　　　D. 防止肌腱粘连

　　E. 促进功能恢复

10. 手外伤带蒂皮瓣移植患者术后,正确的处理是: （　　）

　　A. 患肢用胶布固定于躯干适当位置

　　B. 患肢用软枕抬高

　　C. 患者应该绝对卧床

　　D. 患肢使用胶布固定的患者可以适当起床活动

　　E. 患者应防止皮瓣蒂部被牵拉、扭转

11. 烤灯的使用目的是: （　　）

    A. 改善局部血液循环　　　　　　　B. 促进肿胀消退

    C. 降低肌张力,缓解肌紧张　　　　D. 镇痛

    E. 表面干燥作用

12. 烤灯使用禁忌证是：　　　　　　　　　　　　　　　　（　　）

    A. 出血倾向者　　　　　　　　　　B. 高热患者

    C. 活动性结核　　　　　　　　　　D. 严重动脉硬化

    E. 温热感觉障碍者

13. 皮片移植的分类为：　　　　　　　　　　　　　　　　（　　）

    A. 表层皮片　　　　　　　　　　　B. 断层皮片

    C. 全层皮片　　　　　　　　　　　D. 带真皮下血管网皮片

    E. 以上全对

14. 皮瓣毛细血管的鉴定方法,正确的有：　　　　　　　　（　　）

    A. 消毒棉球棒轻压皮瓣远端并迅速撤离

    B. 皮瓣颜色1~2秒内转为红润,说明正常

    C. 皮瓣颜色转为红润时间≥3秒,说明血运循环障碍

    D. 皮瓣颜色2~3秒内转为红润,说明正常

    E. 消毒棉球棒轻压皮瓣远端2秒并迅速撤离

15. 动脉危象的主要表现为：　　　　　　　　　　　　　　（　　）

    A. 皮瓣颜色苍白或灰暗　　　　　　B. 指腹干瘪无弹力

    C. 毛细血管充盈时间加长　　　　　D. 针刺不出血

    E. 皮瓣颜色为紫红色

16. 静脉危象的主要表现为：　　　　　　　　　　　　　　（　　）

    A. 皮瓣温度下降　　　　　　　　　B. 皮瓣皱纹变浅或消失

    C. 动脉搏动存在　　　　　　　　　D. 指腹饱满张力增大

    E. 皮瓣颜色为紫红色

17. 手外科常用的游离皮瓣有：　　　　　　　　　　　　　（　　）

    A. 背阔肌皮瓣　　　　　　　　　　B. 股薄肌肌皮瓣

    C. 腓肠肌肌皮瓣　　　　　　　　　D. 胸大肌肌皮瓣

    E. 以上全对

18. 夜间和凌晨(0:00~5:00)是血管危象高发时段,主要原因为：（　　）

    A. 夜间深睡眠状态,基础代谢率低,血流慢

    B. 凌晨室温下降易导致静脉痉挛

    C. 夜间迷走神经张力增高,使小血管处于收缩状态

    D. 夜间体位不易控制,易压迫肢体造成血流缓慢

    E. 夜间体位不易控制,血管受压牵拉出现反射性痉挛

19. 断指再植相关护理措施,正确的有: （　　）
 A. 患肢抬高略高于心脏水平
 B. 绝对卧床 7～10 天
 C. 观察再植指颜色、皮温、毛细血管反应和指腹弹性
 D. 术后皮温常低于健肢 1～2 ℃,若皮温下降 3～4 ℃,则说明患肢供血障碍
 E. 术后应用 60～100 W 烤灯照射患肢,灯距以 40～60 cm 为宜

20. 断肢再植患者出现进行性肾衰竭的原因是: （　　）
 A. 长时间的低血压　　　　　　　　B. 肢体的挤压伤
 C. 断离肢体缺血时间长　　　　　　D. 清创不彻底.肢体并发感染
 E. 血管收缩升压药物的滥用

21. 断指再植术后的全身观察要点有: （　　）
 A. 术后每 10～15 分钟测量一次脉搏和血压
 B. 留置尿管,观察每小时尿量和尿密度、血钾、血 pH 值
 C. 观察神志、皮肤黏膜色泽的改变
 D. 详细记录液体出入量
 E. 注意神经系统体征

22. 再造病人术前皮肤的护理要点是: （　　）
 A. 检查供、受区皮肤有无炎症、皮癣、瘢痕,治愈后方可手术
 B. 供区:注意动脉搏动及静脉充盈情况,术前常规多普勒测听动脉
 C. 禁止在供区血管穿刺、输液,以防血管损伤
 D. 术前 3 天每日早晚用温水泡供受区皮肤 2 次
 E. 泡后行局部皮肤按摩,使皮肤松弛,浅静脉扩张

23. 再造病人健康教育的内容有: （　　）
 A. 患者不得饮用咖啡、可乐、茶水等
 B. 不能直接或间接吸烟,避免寒冷刺激
 C. 保持情绪稳定,不得激动、愤怒、忧虑
 D. 预防便秘,必要时使用开塞露
 E. 可以下床活动时,循序渐进,防止体位性低血压

24. 下列哪些是静脉血栓形成的因素: （　　）
 A. 静脉血流滞缓　　　　　　　　　B. 静脉壁损伤
 C. 静脉回流障碍　　　　　　　　　D. 血液高凝状态
 E. 以上全对

25. 带真皮下血管网皮片移植的适应证有: （　　）
 A. 手部关节周围的无菌创面　　　　B. 截肢的残端

    C. 指端的瘢痕   D. 为美观修复比较凹陷的部分

    E. 以上全对

26. 根据使用形态,皮瓣可分为: （ ）

    A. 扁平皮瓣   B. 管形皮瓣

    C. 方形皮瓣   D. 瘢型皮瓣

    E. 以上全对

27. 毛细血管的鉴定方法是: （ ）

    A. 消毒棉球棒轻压皮瓣远端并迅速撤离

    B. 皮瓣颜色1～2秒内转为红润

    C. 皮瓣颜色转为红润时间≥3秒

    D. 皮瓣颜色无改变

    E. 以上全对

28. 断肢再植血液循环障碍患者使用烤灯,持续照射时间不正确的是:（ ）

    A. 3～5天   B. 4～6天

    C. 1～2天   D. 7～10天

    E. 2～3天

29. 断肢的现场急救包括下列哪几项?   （ ）

    A. 止血   B. 包扎

    C. 断肢的保存   D. 彻底清创术

    E. 迅速运送

30. 手外伤的术后处理,正确的是: （ ）

    A. 抬高患肢防止肿胀

    B. 注射破伤风抗毒血清

    C. 将桡骨茎突部的敷料剪开

    D. 术后用石膏托将手固定于伸直位

    E. 包扎时用纱布隔开手指同时露出指尖

四、简答题

1. 简述手外伤的观察要点。

2. 试述断趾(指)再植后血管危象的定义。

3. 简述预防发生断趾(指)再植血管危象的护理措施。

4. 简述腹部皮瓣术后的体位要求。

5. 简述对住院期间的断趾(指)再植患者的健康教育内容。

五、案例分析题

1. 李先生,35 岁,工作中不慎被机器将左手割掉,残端少量出血,患者急送来院。

   (1) 在当地医务室将左手刷洗干净,以下哪几项处理措施不正确?（　　）

   A. 残肢简单包扎,立即使用止血带止血

   B. 密切观察生命体征和精神状态

   C. 无菌巾包裹左手,外套塑料袋之后,立即用冰块做干燥冷藏

   D. 连人带手一同送给医院,记录到达医院的时间,并检查无菌包及断肢况

   E. 到达医院后,立即将左手放入冷库保存,维持温度为 10 ℃

   (2) 送医院后行断肢再植术,术后护理不正确的是:（　　）

   A. 病房应安静、舒适、空气新鲜

   B. 室温保持在 28~30 ℃

   C. 局部可用落地灯照射,以利血循环观察并可局部加温

   D. 落地灯可选用 60 W 侧照灯,照射距离一般是 50 cm,过近则有灼伤的危险

   E. 严防寒冷刺激,防止血管痉挛发生

   (3) 以下关于再植肢体术后皮肤温度监测的说法,正确的有:（　　）

   A. 术后三天内应每小时监测一次,3~7 天后可每 2 小时监测一次

   B. 皮温的监测要与健侧肢体皮温相比较

   C. 测皮温要定部位、定时间、定压力

   D. 局部使用烤灯的情况下,应关灯后立即监测

   E. 患肢应与健肢在同一温度环境下监测皮温

   (4) 以下关于再植肢体术后皮肤颜色观察的说法,错误的有:（　　）

   A. 皮肤色泽变化反应和皮下血液循环的状况,是最容易观察的客观指标

   B. 正常再植肢体的皮肤颜色红润,较健侧略红

   C. 观察皮肤颜色应在自然光线下,夜间可使用日光灯照明观察

   D. 夜间在烤灯的照射下,皮肤颜色稍红、偏暗

   E. 皮肤颜色从红润变成暗紫色,可能发生了动脉回流障碍

   (5) 以下关于再植肢体术后皮肤温度变化的说法,错误的有:（　　）

   A. 当室温为 20~25 ℃时,再植肢体的皮温通常在 33~35 ℃

   B. 正常情况下,再植肢体的皮温与健侧肢体温差在 3 ℃以内

   C. 再植肢体的皮温与健侧肢体温差突然在 3 ℃以上,可以考虑发生

  动脉栓塞

  D. 再植肢体的皮温与健侧肢体温差逐渐增大,并先增高后降低,多为静脉血管栓塞所致

  E. 手术刚结束时再植肢体的皮温较低,在术后 6 小时后将恢复正常

2. 某患者,男性,20 岁。入院 3 小时,左手中指掌指关节处掌面有宽 2 cm 锐器刺伤,体检发现中指呈现伸直位,感觉障碍,手指苍白发凉,Allen 试验阳性。

  (1) 该患者的诊断考虑为: ( )

    A. 皮肤裂伤   B. 手指不全离断伤

    C. 开放性指骨骨折   D. 手指固有神经损伤

    E. 左中指屈指肌腱、两侧固有神经和指动脉开放性损伤

  (2) 该患者的治疗方案是: ( )

    A. 清创后,修复神经,吻合动脉,肌腱二期修复

    B. 清创后修复屈指肌腱、神经,吻合动脉缝合伤

    C. 清创后,修复肌腱和神经

    D. 清创后,修复肌腱,吻合动脉,神经二期修复

    E. 清创后,缝合伤口,其他组织二期修复

  (3) 若该患者术后 26 小时突然出现中指色泽发白发凉,皮温较健指低 1.5 ℃,指腹发瘪。此时应采取哪项措施: ( )

    A. 患肢抬高,保温   B. 应用镇静,止痛药

    C. 臂丛麻醉   D. 立即手术探查吻合的指动脉

    E. 应用抗血管痉挛药物

3. 某患者,男,64 岁。左手中、环、小指电锯伤 7 小时,检查:中指可主动屈伸,但固定中节指骨后,末节指间关节无屈曲运动。环指呈伸直位,不能主动屈指。小指末节伤口内可见骨折断端。

  (1) 其诊断为: ( )

    A. 中、环指屈肌腱断裂,小指末节不全离断

    B. 中指屈指深肌腱、环指屈指深、浅肌腱断裂,小指开放性骨折

    C. 中、环、小指屈肌腱断裂,小指不全离断

    D. 中、环指屈指深肌腱断裂,小指开放性骨折

    E. 中、环指屈指浅肌腱断裂,小指开放性骨折

  (2) 对患者应进行以下处理: ( )

    A. 清创包扎

    B. 清创缝合,石膏托外固定

    C. 清创缝合,肌腱修复,石膏托外固定

  D. 清创缝合,肌腱修复,小指小夹板固定

  E. 清创缝合小指骨折内固定,肌腱延期修复

(3) 外伤处理后,如考虑石膏固定,其位置应是: (   )

  A. 伤指指间关节屈曲保护位   B. 手部功能位

  C. 手部休息位   D. 伤指指间关节伸直位

  E. 手部反功能位

(4) 如果进行肌腱修复,术后常见的并发症是: (   )

  A. 肌腱不愈合   B. 肌腱断裂

  C. 肌腱硬化   D. 肌腱坏死

  E. 肌腱粘连

参 考 答 案

一、填空题

1. 止血　包扎　保存断肢(指)　迅速运送　**2.** 上臂上 1/3 处　5～10

3. 血管吻合　肌腱和神经　**4.** 止血　包扎创面　保藏断肢(指)　迅速转运　**5.** 干燥冷藏　6 小时　**6.** 皮肤色泽　肿胀程度　**7.** 血管栓塞或痉挛　**8.** 6～8

二、单项选择题

1. E　**2.** E　**3.** C　**4.** A　**5.** B　**6.** D　**7.** B　**8.** A　**9.** C　**10.** C　**11.** B
12. C　**13.** B　**14.** A　**15.** A　**16.** C　**17.** B　**18.** E　**19.** B　**20.** D
21. D　**22.** A　**23.** D　**24.** E　**25.** E　**26.** D　**27.** C　**28.** B　**29.** D
30. D　**31.** D　**32.** E　**33.** D　**34.** A　**35.** E　**36.** A　**37.** A　**38.** C
39. E　**40.** B　**41.** A　**42.** B　**43.** A　**44.** B

三、多项选择题

1. ABCD　**2.** ABCDE　**3.** BCD　**4.** ABCD　**5.** ABCDE　**6.** ABCDE
7. ABCD　**8.** ABCD　**9.** ABCDE　**10.** ABCE　**11.** ABCDE
12. ABCDE　**13.** ABCDE　**14.** ABC　**15.** ABCD　**16.** ABCDE
17. ABCDE　**18.** ACDE　**19.** ABCDE　**20.** ABCDE　**21.** ABCDE
22. ABCDE　**23.** ABCDE　**24.** ABD　**25.** ABCDE　**26.** AB　**27.** AB
28. ABCE　**29.** ABCE　**30.** ABCE

四、简答题

1. 手外伤的观察要点:

(1) 手部损伤情况:皮肤的完整性、出血、肿胀、缺损、污染程度、手指感觉

及运动。

（2）伤口辅料渗血、渗液情况，有无异味。

（3）手指末梢血运循环情况：指端皮肤颜色、温度、毛细血管充盈时间等。

（4）敷料、石膏或支具的松紧度。

2. 血管危象，又称血循环危象或血循环障碍，指缝接吻合的血管发生血液通路受阻，从而危及再植趾（指）体成活的一种病理现象。血管危象是显微外科血管术后最严重的并发症。

3. 预防发生断趾（指）再植血管危象护理措施有：

（1）趾（指）体注意保暖，室温 26～28 ℃，术后一周内用 20 W 烤灯照射再植趾（指）体。

（2）术后需绝对卧床 1～2 周，患肢放置略高于心脏位置。

（3）忌辛辣刺激性食物，禁止吸烟。

（4）每小时观察皮肤颜色、趾（指）腹张力、毛细血管充盈时间、测定皮肤温度以及进行指端侧方小切口放血操作；观察到血管危象发生可能，立即报告医生，做好手术探查准备。

4. 腹部皮瓣术后的体位要求包括：

（1）术后 3 天患者须保持平卧，并以仰卧为宜，患肢下面可垫薄枕。

（2）3 天后患者可靠背架支起半卧位。

（3）8～10 天左右根据病情鼓励患者床上坐起，为下地做准备。

（4）手术后 10～14 天患者可开始下地活动。

5. 对住院期间的断趾（指）再植患者的健康教育内容包括：

（1）病室环境要求：室温保证在 25℃左右，湿度宜保持为 50%～60%，安静整洁，空气流通，禁烟，尽量减少探视。

（2）体位：再植术后一般绝对卧床 1 周。

（3）局部保暖：应用 40～60 W 的烤灯保暖，距离 30～45 cm，24 小时，持续约 1 周。烤灯的距离不要太近，以免烫伤。

（4）避免主动和被动吸烟。

（5）避免疼痛刺激：术后 3～4 天应给予有效镇痛。

（6）饮食指导：多吃高蛋白食物，多饮水，禁止饮酒，避免辛辣、过凉等刺激性食物，多吃些蔬菜水果等营养丰富、粗纤维易消化食物，不能憋尿、憋便。

五、案例分析题

1.（1）AE （2）BD （3）ABCE （4）CE （5）BD

2.（1）E （2）B （3）D

3.（1）B （2）C （3）A （4）E

第十二章　骨质疏松症

一、填空题

1. 根据骨质疏松症的病因可将其分为：_____、_____和_____。

2. 原发性骨质疏松分为Ⅰ型_____和Ⅱ型_____。

3. 骨质疏松的临床表现有：_____，_____，_____。

4. 骨质疏松症确诊的金指标是：_____。

5. 骨强度包括_____和_____。

6. 治疗骨质疏松引起的脊柱压缩性骨折最常用的手术方法有：_____和_____。

7. 2014版NOF防治骨质疏松症临床指南指出：50～70岁男性每天补钙_____mg，超过50岁女性及超过70岁男性每天补钙_____mg。

8. 骨转换标志物（bone turnover markers,BTMs）指在血、尿中检测出的反应骨细胞活动和骨基质代谢的生化产物，通常分为_____标志物和_____标志物两类。

9. Ⅰ型骨质疏松症患者骨形成指标多数表现为骨形成和骨吸收过程增高，称_____，Ⅱ型骨质疏松缓和症患者多数表现为骨形成和骨吸收的生化指标正常或降低，称_____。

10. 骨质疏松的细胞学基础，一方面是由于_____细胞的吸收增加，另一方面是由于_____细胞功能的衰减，导致骨量减少。

11. 2014版NOF防治骨质疏松症临床指南推荐：临床医生进行详细的病史采集以及体格检查，结合_____评估及_____检查，以诊断骨质疏松症。

12. 临床上诊断骨质疏松症的WHO标准：对于绝经后妇女以及≥____岁的中老年男性，发生了_____骨折和（或）BMD的T值≤_____；当T值≤_____且合并_____时可以诊断为严重骨质疏松症。

二、单项选择题

1. 骨质疏松可发生于不同性别和任何年龄人群，但多见于：　　　　（　　）

A. 男性儿童和老年妇女　　　　　　B. 青年和男性成人

C. 儿童及妇女　　　　　　　　　　D. 绝经后妇女和老年男性

E. 育龄女性

2. 骨质疏松症最典型的临床表现是：　　　　　　　　（　　）

A. 疼痛、脊柱变形和发生脆性骨折　　B. 畸形、疼痛、反常活动

C. 畸形、疼痛、弹性固定　　　　　　D. 高热、寒战、腹痛

E. 疼痛、功能障碍

3. 因骨质疏松所致压缩性骨折常见于：　　　　　　　（　　）

A. 股骨干骨折　　　　　　　　　　B. 肱骨干骨折

C. 椎体骨折　　　　　　　　　　　D. 桡骨骨折

E. 肋骨骨折

4. 临床上诊断绝经后妇女以及≥50 岁的中老年男性骨质疏松症的 WHO 标准是 BMD 的 T 值小于：　　　　　　　　　　　　　　（　　）

A. −1　　　　　　　　　　　　　B. −2

C. −2.5　　　　　　　　　　　　D. 0

E. 1

5. 用于治疗骨质疏松的药物是：　　　　　　　　　　（　　）

A. 糖皮质激素　　　　　　　　　　B. 胰岛素

C. 甲状腺素　　　　　　　　　　　D. 依替膦酸二钠

E. 螺内酯

6. 骨质疏松的病理基础是：　　　　　　　　　　　　（　　）

A. 骨有机成分减少,钙盐增加　　　　B. 骨有机成分增加,钙盐减少

C. 骨有机成分正常,钙盐增加　　　　D. 骨有机成分正常,钙盐减少

E. 骨有机成分和钙盐均减少

7. 妇女绝经后防治骨质疏松最佳治疗措施是：　　　　（　　）

A. 钙、维生素 D、骨吸收抑制剂的"三联药物"治疗

B. 钙＋维生素 D＋雌激素

C. 单纯长期服用钙片

D. 氯曲膦酸钠

E. 长期口服维生素 D

8. 关于骨质疏松症,说法正确的是：　　　　　　　　（　　）

A. 骨质疏松的发生主要取决于年龄

B. 骨质疏松的发生主要取决于骨丢失的量和速度

C. 骨质疏松的发生主要取决于营养状况

D. 峰值骨量不受遗传因素影响

E. 骨质疏松的发生主要取决于生活方式

9. Ⅱ型骨质疏松症的好发年龄为： （　　）

    A. 30 岁以下 　　　　　　　　　B. 30～40 岁

    C. 40～50 岁 　　　　　　　　　D. 50～60 岁

    E. 70 岁以上

10. 目前诊断骨质疏松症、预测骨质疏松性骨折风险、监测自然病程以及评价
药物干预疗效的最佳定量指标是： （　　）

    A. 血钙浓度 　　　　　　　　　B. 骨密度

    C. 峰值骨量 　　　　　　　　　D. 雌激素

    E. 甲状旁腺激素

11. 骨质疏松症的辅助检查包括： （　　）

    A. X 线吸收法骨密度仪检查 　　　B. X 线检查

    C. 定量 CT、定量超声 　　　　　D. 生化与免疫学检查

    E. 以上都是

12. 每人有 24 节椎体，正常人每一椎体高度约 2 cm，老年人骨质疏松时椎体
压缩，每椎体缩短 2 mm 左右，身长平均缩短多少： （　　）

    A. 1～3 cm 　　　　　　　　　　B. 3～6 cm

    C. 4～8 cm 　　　　　　　　　　D. 5～10 cm

    E. 10～20 cm

13. 抑制骨吸收的防治骨质疏松的药物是： （　　）

    A. 氟制剂 　　　　　　　　　　B. 同化类固醇

    C. 二磷酸盐 　　　　　　　　　D. 甲状旁腺素

    E. 生长激素

14. 有关骨质疏松的 X 线表现，错误的是： （　　）

    A. 骨小梁变粗 　　　　　　　　B. 骨小梁减少

    C. 骨髓腔增宽 　　　　　　　　D. 骨皮质变薄

    E. 骨小梁间隙增宽

15. 骨质疏松的危险因素中不包括： （　　）

    A. 长期卧床 　　　　　　　　　B. 体型肥胖

    C. 营养不良 　　　　　　　　　D. 糖尿病患者

    E. 大量饮浓茶

16. 微量元素氟治疗骨质疏松，其主要作用是： （　　）

    A. 促进钙磷代谢

    B. 作用于破骨细胞，抗骨重吸收

    C. 与维生素 K 有协同作用

D. 参与骨矿化一些酶的功能

E. 作用于成骨细胞有丝分裂,促进骨形成

17. 以下生化检查对诊断骨质疏松最有意义的是: （　）

A. 淀粉酶　　　　　　　　　B. 血清转氨酶

C. γ-谷氨酰基转肽酶　　　　D. 血清碱性磷酸酶

E. 肌酸磷酸激酶

18. 原发性骨质疏松症患者补充矿物质,最为合理的是: （　）

A. 随着年龄的增长钙、磷吸收下降,因此应补充等量的钙、磷

B. 只补充钙

C. 应补钙剂至少 2 000 mg/d

D. 补钙同时补充锌和铜

E. 大部分食品都含有较高的氟,因此饮食补氟即可

19. 骨质疏松合并骨折,以下论述不正确的是: （　）

A. 脊柱骨折多见于绝经后骨质疏松

B. 常因轻微活动、创伤、弯腰、负重、挤压或摔倒后发生

C. 多发部位为脊柱、髋部和前臂

D. 髋部骨折多见于老年骨质疏松,多在股骨颈部

E. 第一次骨折后,患者再发生骨折几率大大降低

20. 骨质疏松患者不宜食用的食物是: （　）

A. 牛奶　　　　　　　　　　B. 黄花菜

C. 鸡蛋　　　　　　　　　　D. 浓茶

E. 海带

21. 骨质疏松治疗方法,不包括: （　）

A. 补钙＋补维生素 D　　　　B. 阿仑膦酸钠

C. 降钙素　　　　　　　　　D. 选择性雄激素受体调节剂

E. 补充维生素 D

22. 阿仑膦酸钠对下列哪一症状无效: （　）

A. 椎体畸变　　　　　　　　B. 身高缩短

C. 骨折　　　　　　　　　　D. 骨骼肌疼痛

E. 骨质疏松

23. 降钙素不用于治疗: （　）

A. 变性骨炎　　　　　　　　B. 骨小梁丢失

C. 高钙血症　　　　　　　　D. 骨质疏松症

E. 低血钙抽搐

24. 不利于预防骨质疏松症的生活方式包括: （　）

A. 合理的全面均衡营养　　　　　　　B. 酗酒

C. 戒烟　　　　　　　　　　　　　　D. 经常参加户外活动,增加日照

E. 适当的性生活

25. 关于骨质疏松症的定义,以下说法不正确的是: 　　　　　　（　　）

A. 以骨量减少为特征

B. 以骨组织微结构退化为特征

C. 骨的脆性增加

D. 往往是一种局部代谢性骨病

E. 骨折危险性增加

26. 抑制骨吸收的药物不包括: 　　　　　　　　　　　　　　　　（　　）

A. 降钙素　　　　　　　　　　　　　B. 依普黄酮

C. 双膦酸盐　　　　　　　　　　　　D. 维生素 D

E. 雌激素

27. DXA 称为: 　　　　　　　　　　　　　　　　　　　　　　　　（　　）

A. 单光子骨密度检测　　　　　　　　B. 双光子骨密度检测

C. 单能 X 线骨密度检测　　　　　　　D. 双能 X 线骨密度检测

E. 定量 CT 骨密度检测

28. 对于 50 岁及以上人群,NOF 推荐的维生素 D 摄入量为: 　　　（　　）

A. 800～1 000 IU/d　　　　　　　　　B. 1 000～1 200 IU/d

C. 600～800 IU/d　　　　　　　　　　D. 800～1 200 IU/d

E. 1 200～1 400 IU/d

29. 退行性骨质疏松症最严重的并发症为: 　　　　　　　　　　　（　　）

A. 疼痛　　　　　　　　　　　　　　B. 身材缩短

C. 骨折　　　　　　　　　　　　　　D. 脊柱变形

E. 腹胀

30. 在双能 X 线吸收法骨密度仪(DEXA)测定中,可诊断为骨质疏松症的 T

值为: 　　　　　　　　　　　　　　　　　　　　　　　　　　　（　　）

A. <－1.0SD　　　　　　　　　　　　B. <－1.5SD

C. <－2.0SD　　　　　　　　　　　　D. <－2.5SD

E. <－3.0SD

31. 国际骨质疏松日为每年的: 　　　　　　　　　　　　　　　　　（　　）

A. 8 月 20 日　　　　　　　　　　　　B. 9 月 20 日

C. 10 月 20 日　　　　　　　　　　　D. 11 月 20 日

E. 12 月 20 日

32. 容易发生骨质疏松症者,每日摄钙量少于: 　　　　　　　　　（　　）

A. 300 mg B. 400 mg

C. 500 mg D. 600 mg

E. 700 mg

33. 骨质疏松症属于： （ ）

    A. 全身代谢性骨病 B. 局部代谢性骨病

    C. 骨骼系统发育不良 D. 慢性骨炎

    E. 结缔组织病

34. 某患者,女,27 岁。背部疼痛 5 年余,驼背 2 年,GP,产后 1 年,身高变矮,血钙、碱性磷酸酶均正常,检查发现患者有蓝巩膜体征,并有耳聋和骨折的家族史。为确定诊断,应进行的检查为： （ ）

    A. COL1A1 和 COL1A2 基因分析 B. CT 检查

    C. 骨密度测量 D. 超声检查

    E. X 线检查

35. 多见于青年人的骨质疏松症是： （ ）

    A. 原发性骨质疏松症 B. 特发性成年骨质疏松症

    C. 退行性骨质疏松症 D. Ⅰ型骨质疏松症

    E. Ⅱ型骨质疏松症

36. 关于骨质疏松症说法,错误的是： （ ）

    A. 按照病因分为原发性.继发性及特发性骨质疏松症

    B. 原发性骨质疏松症包括妇女绝经后和老年性骨质疏松症

    C. 大量和长期饮酒、喝咖啡及吸烟可能诱发骨质疏松症

    D. 妇女雌激素分泌减少与诱发骨质疏松症无关

    E. 继发性骨质疏松症是由于疾病或药物损害骨代谢诱发的

37. 不属于防治骨质疏松的药物是： （ ）

    A. 依替膦酸二钠 B. 阿仑膦酸钠

    C. 雌激素类 D. 生长激素

    E. 糖皮质激素

38. 一般成人每日维生素 D 摄取量应为： （ ）

    A. 1 万～5 万 IU B. 5 万～15 万 IU

    C. 2 万～5 万 IU D. 100 万～200 万 IU

    E. 200 万～300 万 IU

39. 依据生物钟规律,补充钙制剂的适宜时间是： （ ）

    A. 清晨或睡前各服一次 B. 清晨顿服

    C. 睡前顿服 D. 餐后给药

    E. 餐中给药

40. 关于钙制剂临床应用中的注意事项描述,错误的是: （ ）

A. 同时补充维生素 D

B. 补钙应选用含钙量高、生物利用度好、制剂溶出度高的制剂

C. 钙在体内吸收随着钙的摄入量增加而增加

D. 钙制剂与肾上腺皮质激素、异烟肼、四环素或含铝抗酸药不宜同时服用

E. 食物中尤其是蔬菜水果中含有较多的草酸和磷酸盐,可影响钙的吸收

41. 单光子骨密度测量法(SPA)常检测的部位是: （ ）

A. 腕骨

B. 桡、尺骨中、远端 1/3 交界处

C. 桡、尺骨中段

D. 桡、尺骨中、近端 1/3 交界处

E. 肱骨下端

42. 骨质疏松症诊断过程中应询问: （ ）

A. 家族史

B. 营养状况、生活方式

C. 骨科病史、妇科病史及其他相关病史

D. 服药史

E. 以上都是

43. WHO 推荐成人摄入钙量为: （ ）

A. 元素钙每日 4～6 g

B. 每日不低于 500 mg

C. 每日不低于 800 mg

D. 每日不低于 1 000 mg

E. 每日不低于 1500mg

44. 绝经后骨质疏松症常出现于绝经后: （ ）

A. 3～5 年

B. 5～10 年

C. 10～15 年

D. 15～20 年

E. 20 年以后

45. 骨质疏松症患者的主诉中不恰当的为: （ ）

A. 发热

B. 没有任何症状

C. 疼痛

D. 四肢乏力

E. 下肢肌肉痉挛

46. 哪一种方法是治疗骨质疏松的最佳方案: （ ）

A. 运动疗法和补钙

B. 单纯补钙

C. 多吃含钙食品

D. 多吃高蛋白食物

E. 多吃高蛋白食物和补充钙剂

47. 骨质疏松的诊断标准是骨密度较成年人的平均值: （ ）

A. 低 1 个标准差

B. 高 1 个标准差

C. 低 2.5 个标准差

D. 低 1.5 个标准差

E. 高 1.5 个标准差

48. 骨质疏松症补钙剂量为每日摄入元素钙： （　　）

A. 1～2 g　　　　　　　　　　　B. 2～3 g

C. 3～4 g　　　　　　　　　　　D. 4～5 g

E. 5～6 g

三、多项选择题

1. 骨质疏松的病因包括： （　　）

A. 老年性或绝经后　　　　　　　B. 急性充血

C. 维生素 C 缺乏　　　　　　　　D. 皮质激素应用过多

E. 骨折塑型期

2. 下列对骨质疏松描述，正确的有： （　　）

A. 骨质疏松症可分为原发性、继发性两类

B. 雌激素可抑制骨吸收，雌激素水平不足是病因之一

C. 多数患者为原发性骨质疏松症

D. 女性绝经后发病率升高

E. 骨折是本病最为严重的后果

3. 骨质疏松的 X 线表现包括： （　　）

A. 骨密度降低　　　　　　　　　B. 骨小梁变细、数目减少

C. 骨小梁间隙增宽　　　　　　　D. 骨皮质变薄，出现分层现象

E. 骨皮质变厚

4. 骨质疏松营养治疗主要包括： （　　）

A. 增加蛋白质摄入　　　　　　　B. 减少脂肪的摄入

C. 增加钙的摄入　　　　　　　　D. 增加磷的摄入

E. 补充维生素 D

5. 骨质疏松症的治疗目的是： （　　）

A. 防止骨继续丢失　　　　　　　B. 阻止病情发展

C. 减轻和控制疼痛　　　　　　　D. 阻止破骨活动

E. 预防骨折

6. 骨质疏松症的治疗护理原则有： （　　）

A. 药物治疗　　　　　　　　　　B. 物理治疗

C. 饮食调理　　　　　　　　　　D. 综合应用

E. 早期介入

7. 下列哪些是防治骨质疏松的药物： （　　）

A. 二膦酸盐　　　　　　　　　　B. 依替膦酸二钠

    C. 阿仑膦酸钠   D. 利塞膦酸钠

    E. 甲苯磺丁脲

8. 下列哪些疾病所致的骨质疏松为继发性骨质疏松症：   (   )

    A. 继发于皮质醇增多症   B. 继发于绝经

    C. 继发于甲亢   D. 继发于甲状旁腺功能亢进

    E. 继发于慢性肾病

9. 治疗老年性骨质疏松的药物有：   (   )

    A. 钙制剂   B. 甲基泼尼松龙

    C. 维生素 D   D. 人促红素

    E. 双磷酸盐

10. 老年人发生骨质疏松是由于：   (   )

    A. 骨钙随年龄增长而减少   B. 活性维生素 D 生成下降

    C. 血甲状旁腺激素增高   D. 血钙降低

    E. 骨转换率降低

11. 骨质疏松的骨折部位多发生在：   (   )

    A. 脊柱   B. 髋部

    C. 前臂   D. 肋骨

    E. 锁骨

12. 骨质疏松症的疼痛特点是：   (   )

    A. 疼痛呈弥漫性   B. 无固定的疼痛部位

    C. 无压痛点   D. 劳累后加重

    E. 活动后加重

13. 关于骨质疏松的病因及危险因素，正确的有：   (   )

    A. 降钙素缺乏   B. 雌激素分泌下降

    C. 男性比女性患病率高 2～8 倍   D. 患有类风湿关节炎等慢性疾病

    E. 营养因素

14. 下列关于防治骨质疏松药物的叙述，正确的有：   (   )

    A. 依替膦酸二钠具有双相作用，小剂量（每日 5 mg/kg）时抑制骨吸收，大
        剂量（每日 20 mg/kg）时抑制骨矿化和骨形成

    B. 依替膦酸二钠临床用于防治各种骨质疏松症，也用于严重高钙血症，特
        别是恶性肿瘤相关高钙血症的治疗

    C. 依替膦酸二钠大剂量用于预防和治疗异位骨化，可能出现骨软化症和
        骨折

    D. 阿仑膦酸钠为氨基双膦酸盐，其抗骨吸收作用较依替膦酸二钠强 100 倍，
        并且没有骨矿化抑制作用，无不良反应

E. 利塞膦酸钠主要用于防治绝经后骨质疏松症,不良反应有关节痛和胃肠功能紊乱

15. 目前临床无创性地评估骨量的主要技术方法有: （　　）

A. 单能量光子吸收法(SPA)

B. 双能量光子吸收法(DPA)

C. 双能量 X 线吸收测量法(DEXA)

D. 定量计算机断层扫描(QCT)

E. 超声波(USA)

16. 关于骨质疏松症,下列说法正确的有: （　　）

A. 骨矿含量的丢失伴有骨微结构的紊乱和破坏

B. 骨矿密度逐年下降

C. 女性骨质疏松的发生与雌激素缺乏有关

D. 老年男性骨矿含量下降速度慢于老年女性

E. 骨矿含量逐年下降

17. 降钙素的临床应用包括: （　　）

A. 治疗变性骨炎

B. 预防绝经期的骨小梁的丢失

C. 延缓绝经后骨质疏松症的发生

D. 治疗高骨转换型的骨质疏松

E. 治疗各种高钙血症

18. 维生素 D 可治疗: （　　）

A. 牛皮癣

B. 慢性肾衰竭

C. 骨质疏松症

D. 手足抽搐症

E. 骨软化病

19. 帕米膦酸钠的药理作用特点包括: （　　）

A. 可出现肌肉酸痛

B. 不产生胃肠道反应

C. 可出现一过性感冒样症状

D. 对骨质的吸抑制作用强

E. 口服生物利用度很低

20. 依替膦酸二钠的药理作用包括: （　　）

A. 抑制磷酸钙沉淀形成

B. 促进磷灰石晶体的聚集

C. 抑制雏鸡骨矿化

D. 小剂量时抑制骨吸收

E. 大剂量时抑制骨形成

21. NOF 推荐应测定 BMD 的人群为: （　　）

A. 年龄≥65 岁的女性和≥70 岁的男性

B. 年龄≥55 岁的女性和≥70 岁的男性

C. 有骨折危险因素的绝经后妇女及 50～69 岁的男性

D. 50 岁后发生过骨折的成人

E. 患有能使骨量丢失的疾病或使用能使骨量丢失的药物的成人

22. 有特定骨折危险因素包括：　　　　　　　　　　　　　　　　　　　（　　）

　　A. 发生在成人期的非暴力骨折史

　　B. 与 20 岁的峰值身高相比，身高缩短 4 cm 及以上

　　C. 与前一次测量的身高相比，身高缩短 4 cm 及以上

　　D. 与前一次测量的身高相比，身高缩短 2 cm 及以上

　　E. 近期或长期的糖皮质激素使用史

23. 骨密度测定的临床指征：　　　　　　　　　　　　　　　　　　　　（　　）

　　A. 女性<65 岁和男性<70 岁，无其他骨质疏松危险因素

　　B. 女性<65 岁和男性<70 岁，有 1 个或多个骨质疏松危险因素

　　C. 有影响骨矿代谢的疾病和药物史

　　D. 有脆性骨折史和（或）脆性骨折家族史的男、女成年人

　　E. X 线摄片已有骨质疏松改变者

24. 某患儿，男，14 岁。因反复骨折 10 年入院，患儿自幼在负重、挤压、摔倒后易出现骨折，曾补钙、骨折固定对症治疗，但骨折仍反复发生。体格检查：身高 165 cm，体重 56 kg，头颅畸形，巩膜蓝色，牙齿排列整齐紧密，听力正常，胸廓无畸形，心、肺无异常，脊柱无侧弯。实验室检查：血清碱性磷酸酶 475 U/L；血电解质：钙 2.41 mmol/L，磷 1.64 mmol/L，24 h 尿钙 2.5 mmol。腰椎双能 X 线骨密度检测：正位腰椎骨质疏松，T-score：－2.61。治疗该病的常用药物有：　　　　　　　　　　　　　　　　　（　　）

　　A. 双膦酸盐类　　　　　　　　　　　　B. 钙剂

　　C. 重组人生长激素　　　　　　　　　　D. 降钙素

　　E. 糖皮质激素

25. 骨化三醇的药理作用包括：　　　　　　　　　　　　　　　　　　　（　　）

　　A. 与肠壁细胞内的胞浆受体结合发挥作用

　　B. 可促进细胞大量合成钙结合蛋白

　　C. 促进肠细胞的钙转运

　　D. 是钙在肠道中被主动吸收的调节剂

　　E. 抑制肠钙入血

26. 对阿仑膦酸钠的正确描述有：　　　　　　　　　　　　　　　　　　（　　）

　　A. 抗骨吸收作用较强　　　　　　　　　B. 是骨代谢调节剂

　　C. 能抑制破骨细胞活性　　　　　　　　D. 与骨内羟磷灰石有强亲和力

　　E. 具有骨矿化抑制作用

27. 下列关于骨质疏松症的说法正确的有：　　　　　　　　　　　　　　（　　）

　　A. 预防比治疗更易奏效

B. 从儿童和青少年期就应注意合理的膳食

C. 妇女绝经后,骨量丢失加速,此时期应预防性补钙

· D. 酒精能活血,促进钙和维生素 D 的吸收和活化

E. 吸烟会加速骨的吸收,所以应戒烟

28. 关于原发性骨质疏松症的说法,错误的是:　　　　　　　　　　(　　)

A. 一些儿童和青少年原因不明的特发性骨质疏松

B. 绝经后,年龄增加而引起的骨质疏松,以及一些儿童和青少年原因不明的特发性骨质疏松

C. 绝经后,年龄增加而引起的骨质疏松,不包括特发性骨质疏松

D. 主要由某些疾病或某些诱因(如药物)引起的骨质疏松症

E. 以上都不对

29. 骨质疏松症的主要体征包括:　　　　　　　　　　　　　　　(　　)

A. 身高缩短　　　　　　　　　　B. 驼背

C. 骨折　　　　　　　　　　　　D. 指(趾)甲变软、易裂等

E. 失眠

30. 关于骨质疏松症临床表现的说法,正确的是:　　　　　　　　(　　)

A. 主要为疼痛　　　　　　　　　B. 以腰背、腰骶和下肢多见

C. 可有压痛及放射痛　　　　　　D. 由静止状态开始活动时出现

E. 弯腰久后,再挺起身时疼痛更重

四、简答题

1. 试述骨质疏松症的定义。

2. 2014 年美国骨质疏松基金会(National Osteoporosis Foundation,NOF)推荐哪些人群应测定骨密度(Bone Mineral Density,BMD)?

3. 骨质疏松症患者的主要护理问题有哪些?

4. 简述骨质疏松症的营养治疗原则。

5. 骨质疏松的预防措施有哪些?

6. 骨质疏松症的基础防护措施有哪些?

五、案例分析题

某患者,女,62 岁。反复腰背痛 2 年,加重 15 天入院。患者 48 岁停经,几天前行双能 X 线骨密度检查示:骨密度较正常年轻人平均值降低的标准差数为 2.70 s。

1. 该患者骨质疏松症的分型为:　　　　　　　　　　　　　　　(　　)

A. Ⅰ型:绝经后骨质疏松症　　　B. Ⅱ型:老年性骨质疏松症

C. Ⅲ型:继发性骨质疏松症　　　　　　D. 失用性骨质疏松症

E. 特发性骨质疏松症

2. 导致该患者骨质疏松的最主要原因为:　　　　　　　　　　　　（　　）

　A. 缺乏锻炼　　　　　　　　　　　　B. 营养不良

　C. 孕激素缺乏　　　　　　　　　　　D. 雄激素不足

　E. 绝经后雌激素水平低下

3. 给该患者服用阿伦膦酸盐治疗时,用药指导正确的是:　　　　　（　　）

　A. 餐后 30 分钟服用　　　　　　　　B. 任意时间服用

　C. 服药后平卧 30 分钟　　　　　　　D. 服药后保持直立位 30 分钟

　E. 以上都不对

4. 指导该患者防治骨质疏松的措施,错误的是:　　　　　　　　　（　　）

　A. 合理膳食

　B. 补充蛋白质、钙盐和各种维生素

　C. 进行各种体育训练

　D. 降钙素

　E. 雌激素替代疗法

参 考 答 案

一、填空题

1. 原发性骨质疏松　继发性骨质疏松　特发性骨质疏松　**2.** 绝经后骨质疏松症　老年性骨质疏松症　**3.** 疼痛　身长缩短及驼背　骨折　**4.** 骨密度测量　**5.** 骨密度　骨质量　**6.** 经皮椎体成形术(PVP)　后凸成形术(PKP)　**7.** 1 000　1 200　**8.** 骨形成　骨吸收　**9.** 高转换型　低转换型　**10.** 破骨　成骨　**11.** 骨密度　椎体影像学　**12.** 50　脆性　－2.5　－2.5　脆性骨折

二、单项选择题

1. D　**2.** A　**3.** C　**4.** C　**5.** D　**6.** E　**7.** B　**8.** B　**9.** E　**10.** B　**11.** E　**12.** B　**13.** C　**14.** A　**15.** B　**16.** E　**17.** D　**18.** D　**19.** E　**20.** D　**21.** D　**22.** D　**23.** E　**24.** B　**25.** D　**26.** D　**27.** D　**28.** A　**29.** C　**30.** D　**31.** C　**32.** D　**33.** A　**34.** A　**35.** B　**36.** D　**37.** E　**38.** B　**39.** A　**40.** C　**41.** B　**42.** E　**43.** C　**44.** C　**45.** A　**46.** A　**47.** C　**48.** A

三、多项选择题

1. ACDE　2. BCDE　3. ABCD　4. ACDE　5. ABCE　6. ABCDE
7. ABCD　8. ACDE　9. ACE　10. ABCDE　11. ABC　12. ABCDE
13. ABDE　14. ABCE　15. ABCDE　16. ABCDE　17. ABCDE
18. ABCDE　19. ACDE　20. ABCDE　21. ACDE　22. ABDE
23. BCDE　24. AC　25. ABCD　26. ABCD　27. ABCE　28. ACDE
29. ABCD　30. ABDE

四、简答题

1. 骨质疏松症(osteoporosis,OP)是一种以骨量低下、骨微结构破坏,骨脆性增加,易发生骨折为特征的全身性骨病。

2. 2014 年美国骨质疏松基金会(NOF)推荐应测定骨密度(BMD)的人群为:

(1) 年龄≥65 岁的女性和≥70 岁的男性;

(2) 有骨折危险因素的绝经后妇女及 50～69 岁的男性;

(3) 50 岁后发生过骨折的成人;

(4) 患有能使骨量丢失的疾病或使用能使骨量丢失的药物的成人。

3. 骨质疏松症患者的主要护理问题包括:

(1) 疼痛:与骨质疏松有关;

(2) 知识缺乏:缺乏骨质疏松相关知识;

(3) 有受伤的危险:与骨骼脆性增加有关。

4. 骨质疏松症的营养治疗原则有:

(1) 骨质疏松症的预防比治疗更为现实和重要,应积极避免和及时处理各种危险因素。

(2) 合理膳食,自幼年开始摄入足够的钙、维生素 D、维生素 B_{12}、维生素 K,蛋白质摄入量应适量。

(3) 少年时代起应有适量的运动,尤其是负重锻炼,以期获得理想的骨峰值。

(4) 老年人膳食结构应合理,少饮酒和咖啡,不吸烟。

5. 骨质疏松的预防措施有:

(1) 均衡营养,适当补钙。

(2) 提倡体育锻炼,增加成年骨的储备。

(3) 积极治疗与骨质疏松症有关的疾病。

(4) 保护肝肾功能。

(5) 预防骨折。

6. 骨质疏松症的基础防护措施有:

(1) 评估患骨质疏松症及相关骨折的风险。

(2) 摄入足够的钙(50~70 岁男性:1 000 mg/d;超过 50 岁女性及超过 70 岁的男性:1 200 mg/d)。如果饮食中钙摄入不足,则使用钙补充剂。

(3) 摄入足够的维生素 D:对于 50 岁及以上人群,NOF 推荐的维生素 D 摄入量为 800~1 000 IU/d。

(4) 推荐规律的负重及肌肉强化运动以改善身体的灵活性、力量、姿势及平衡,还可维持和改善骨强度,并能降低跌倒、骨折的风险。

(5) 评估跌倒风险以及提供合理的防跌倒措施。

(6) 避免吸烟和过量饮酒。

(7) 每年测量身高。

五、案例分析题

1. A **2.** E **3.** D **4.** C

参考文献

［1］高小雁.骨科护理必备［M］.北京：北京大学医学出版社,2012.

［2］任蔚虹,王惠琴.临床骨科护理学［M］.北京：人民卫生出版社,2012.

［3］中华医学会骨科学分会.中国骨科大手术静脉血栓栓塞症预防指南.中华骨科杂志,2016,36(2):65－67.

［4］李乐之,路潜.外科护理学［M］.5版.北京：人民卫生出版社,2012.

［5］Jurga A, Maria F, Rehan Q. Effect of raloxifene therapy on venous thromboembolism in postmenopausal women：a Meta-analysis［J］. Thromb Haemost,2008,99:338－342.

［6］李雪阳,田秋菊,陈明霞.逐级加压弹力袜与间歇充气加压装置预防深静脉血栓应用进展［J］. 护理学报,2017(9).

［7］张延龄,吴肇汗.实用外科学［M］.3版.北京：人民卫生出版社,2012.

［8］高小雁.骨科临床护理思维与实践［M］.北京：人民卫生出版社,2012.

［9］胥少汀,葛宝丰,许印坎,等.实用骨科学［M］.4版.北京：人民军医出版社,2012.

［10］郭世绂,等.骨质疏松基础与临床［M］.北京：人民卫生出版社,2001.

［11］刘云鹏,刘沂.骨与关节损伤和疾病的诊断分类及功能评定［M］.北京：清华大学出版社,2002.

［12］吴欣娟,张晓静,等.护理管理工具与方法实用手册［M］.北京：人民卫生出版社,2015.

［13］么莉,冯志仙,等.护理敏感质量指标实用手册(2016版)［M］.北京：人民卫生出版社,2016.

［14］裴福兴,翁习生,等.现代关节置换术加速康复与围术期管理［M］.北京：人民卫生出版社,2017.

［15］王洁,陆秀珍,等.骨科疾病护理实践手册［M］.北京：清华大学出版社,2015.

［16］肖建德,阎德文.实用骨质疏松学［M］.北京：科学出版社,2004.